Pain

星状神经节阻滞疗法

Stellate Ganglion Block Therapy

刘小立　主编

河南科学技术出版社
·郑州·

图书在版编目（CIP）数据

星状神经节阻滞疗法/刘小立主编 . —郑州：河南科学技术出版社，2016.3（2023.3 重印）
ISBN 978-7-5349-7537-0

Ⅰ.①星… Ⅱ.①刘… Ⅲ.①星状神经节–诊疗 ②疼痛–诊疗 Ⅳ.①R322.8 ②R441.1

中国版本图书馆 CIP 数据核字（2015）第 043954 号

出版发行：河南科学技术出版社
　　　　　地址：郑州市郑东新区祥盛街 27 号　　邮编：450016
　　　　　电话：（0371）65737028　65788613
　　　　　网址：www. hnstp. cn
策划编辑：王月慧　范广红
责任编辑：王月慧
责任校对：崔春娟
封面设计：张　伟
版式设计：栾亚平
责任印制：张艳芳
印　　刷：三河市同力彩印有限公司
经　　销：全国新华书店
幅面尺寸：210 mm×285 mm　　印张：5.25　　字数：163 千字
版　　次：2023 年 3 月第 5 次印刷
定　　价：158.00 元

如发现印、装质量问题，影响阅读，请与出版社联系。

《星状神经节阻滞疗法》编写人员

主　编　刘小立
副主编　柳顺锁　刘广召　王孝文
编　者　张　峰　李志华　牛爱清
　　　　宛春甫　吴振华　张铁民
　　　　任玉娥

前　言

　　星状神经节阻滞疗法是疼痛科常用的治疗方法之一，广泛用于多种疼痛性疾病及其他疾病的治疗和调制。星状神经节属于交感神经系统，因其解剖学特殊，临床上容易经皮肤穿刺阻滞，因此，星状神经节阻滞疗法是临床上常用的治疗方法，也是疼痛相关科室的医师需要掌握的治疗方法。星状神经节的节前纤维来自上胸部，节后纤维广泛分布于头面部和上肢、上胸部，与颈上节和颈中节广泛交通，形成了许多神经丛，对心血管、呼吸、消化系统有直接的作用，对脑血管和脑功能有直接和间接的作用。星状神经节阻滞不仅可以治疗局部疾病，而且对全身性疾病也有直接和间接的治疗作用，临床适应证非常广泛。

　　参与本书编撰的作者均为从事疼痛诊疗多年、具有丰富临床经验及雄厚理论基础的临床医师和从事基础教学的教师。本书从星状神经节的解剖学、生理学、阻滞方法、临床适应证和并发症的防治等方面对星状神经节阻滞疗法进行了详尽的介绍，所列内容力求从临床实用性出发，尤其是解剖学和阻滞方法的技巧非常实用。书后附有操作视频，可直观操作过程。本书对从事疼痛诊疗的医师非常有参考价值，非常适宜疼痛科、麻醉科、神经科和其他从事疼痛疾病诊疗的医师阅读，也适宜医学院校学生的教学和临床实习参考。我们也真诚期望星状神经节阻滞疗法能够发挥应有的治疗作用，为广大的患者解除痛苦。

　　鉴于作者水平有限，书中出现不足和错误在所难免，敬请同仁宽容，并给予热情的批评和指正为盼。

刘小立

2015 年 10 月

目　录

第一章　星状神经节的解剖学基础 ……………………………………………… 1

第一节　概述 …………………………………………………………………… 1

一、神经系统 ……………………………………………………………… 1

二、交感神经 ……………………………………………………………… 2

三、交感干 ………………………………………………………………… 3

四、颈交感干与神经节 …………………………………………………… 3

第二节　星状神经节的组成和位置 ………………………………………… 6

第三节　星状神经节的节前纤维、节后纤维及支配范围 ………………… 6

一、星状神经节的节前纤维 ……………………………………………… 6

二、星状神经节的节后纤维 ……………………………………………… 6

三、星状神经节与上肢缩血管神经 ……………………………………… 8

第四节　星状神经节的比邻关系 …………………………………………… 8

一、椎动脉三角 …………………………………………………………… 10

二、第 6、7 颈椎横突 …………………………………………………… 11

三、颈长肌 ………………………………………………………………… 12

四、椎前筋膜 ……………………………………………………………… 12

五、颈动脉鞘及其内容 …………………………………………………… 12

六、胸膜顶 ………………………………………………………………… 12

七、锁骨下动脉及其分支 ………………………………………………… 12

八、锁骨下静脉 …………………………………………………………… 13

九、椎静脉 ………………………………………………………………… 13

十、胸导管与右淋巴导管 ………………………………………………… 13

十一、迷走神经 …………………………………………………………… 13

十二、膈神经 ……………………………………………………………… 13

十三、颈神经根及其被膜 ………………………………………………… 13

第五节　星状神经节阻滞的应用解剖学 …………………………………… 14

一、颈交感干阻滞与颈交感神经节阻滞 …………………………… 14

二、第6颈椎与第7颈椎横突部位阻滞 …………………………… 14

三、双侧星状神经节阻滞 …………………………………………… 15

第二章　星状神经节阻滞的生理学 ……………………………………… 16

第一节　星状神经节阻滞与神经内分泌系统 ……………………… 17

一、自主神经的中枢——下丘脑 ………………………………… 17

二、星状神经节阻滞对自主神经系统的影响 …………………… 17

三、星状神经节阻滞对内分泌系统的影响 ……………………… 17

第二节　星状神经节阻滞与心血管系统 …………………………… 18

一、心脏的神经支配 ……………………………………………… 18

二、自主神经对心脏的调节 ……………………………………… 18

三、星状神经节阻滞对心脏的影响 ……………………………… 19

第三节　星状神经节阻滞与脑血管系统 …………………………… 22

一、脑血管的神经支配 …………………………………………… 22

二、自主神经对脑血管的调节 …………………………………… 24

三、星状神经节阻滞对脑循环的影响 …………………………… 25

第四节　星状神经节阻滞与呼吸系统 ……………………………… 26

第五节　星状神经节阻滞与消化系统 ……………………………… 27

一、食管与胃的神经支配 ………………………………………… 27

二、神经对胃肠活动的调控 ……………………………………… 28

三、星状神经节阻滞对胃肠活动的影响 ………………………… 29

第六节　星状神经节阻滞与免疫系统 ……………………………… 29

一、免疫系统的神经支配 ………………………………………… 29

二、脑-免疫系统的传出通路 …………………………………… 30

三、下丘脑的免疫调节作用 ……………………………………… 31

四、应激条件反射和免疫功能 …………………………………… 32

五、星状神经节阻滞对免疫系统的影响 ………………………… 33

第七节　星状神经节阻滞与霍纳综合征 …………………………… 34

一、眼部的神经支配 ……………………………………………… 35

二、眼交感神经通路的解剖生理 ………………………………… 36

三、交感神经对瞳孔的影响 ……………………………………… 37

四、霍纳综合征的临床表现 ……………………………………… 38

五、霍纳综合征的病因 …………………………………………… 40

六、霍纳综合征与星状神经节阻滞成功的标志 ………………… 40

第三章　星状神经节阻滞的实验研究 …………………………………… 42

第一节　动物实验 ………………………………………………… 42

一、星状神经节阻滞对动物骨折愈合的影响 …………………… 42

二、星状神经节阻滞对心血管系统的影响 ……………………… 42

三、星状神经节阻滞对老龄大鼠认知功能的影响 ……………… 43

第二节　临床试验 ……………………………………………………… 44
一、星状神经节阻滞对人类骨折愈合的影响 …………………… 44
二、星状神经节阻滞对交感型颈椎病伴高血压患者的影响 … 44
三、星状神经节阻滞对脑认知功能的影响 ……………………… 44
四、前入路双针穿刺星状神经节阻滞 …………………………… 45

第四章　星状神经节阻滞的方法 ………………………………………… 46
第一节　阻滞前准备 …………………………………………………… 46
一、用具和药品的准备 …………………………………………… 46
二、患者的准备 …………………………………………………… 46
第二节　阻滞期间的监测 ……………………………………………… 47
第三节　阻滞方法与步骤 ……………………………………………… 47
一、前入路阻滞法 ………………………………………………… 47
二、前外侧入路阻滞法 …………………………………………… 53
三、侧入路阻滞法 ………………………………………………… 54
四、后入路阻滞法 ………………………………………………… 55
五、连续阻滞法 …………………………………………………… 55
六、影像引导阻滞法 ……………………………………………… 55
七、双侧阻滞法 …………………………………………………… 56
第四节　药物阻滞与物理阻滞 ………………………………………… 56
一、药物阻滞 ……………………………………………………… 56
二、物理阻滞 ……………………………………………………… 57
第五节　星状神经节阻滞的效果判断 ………………………………… 57
第六节　星状神经节阻滞的疗程 ……………………………………… 58
第七节　阻滞后的观察与监测 ………………………………………… 58

第五章　星状神经节阻滞的适应证与禁忌证 …………………………… 59
第一节　局部作用的适应证 …………………………………………… 59
一、头、颈、上胸部疾病 ………………………………………… 59
二、头痛 …………………………………………………………… 60
三、颜面部疾病 …………………………………………………… 61
四、眼部疾病 ……………………………………………………… 61
五、耳鼻喉科疾病 ………………………………………………… 61
六、颈部、肩胛及上肢疾病 ……………………………………… 62
七、心脏疾病 ……………………………………………………… 62
八、呼吸系统疾病 ………………………………………………… 62
第二节　全身作用的适应证 …………………………………………… 63
一、星状神经节阻滞对机体内稳态功能的调节 ………………… 63
二、星状神经节阻滞对神经、内分泌及免疫系统
功能的调节 …………………………………………………… 63
第三节　禁忌证 ………………………………………………………… 64

第四节　注意事项 ………………………………………………… 64

第六章　星状神经节阻滞的并发症与预防 …………………………… 65

一、喉返神经阻滞 ………………………………………………… 65

二、臂丛神经阻滞 ………………………………………………… 65

三、膈神经阻滞 …………………………………………………… 66

四、气胸 …………………………………………………………… 66

五、蛛网膜下腔阻滞或硬膜外腔阻滞 …………………………… 66

六、药液误入血管 ………………………………………………… 67

七、局部血肿 ……………………………………………………… 67

八、局部疼痛与硬结 ……………………………………………… 67

九、脊神经损伤 …………………………………………………… 67

十、其他 …………………………………………………………… 68

第七章　星状神经节阻滞治疗的典型病例 …………………………… 69

一、神经病理性疼痛 ……………………………………………… 69

二、自主神经功能紊乱 …………………………………………… 69

三、心脏疾病 ……………………………………………………… 70

四、颈源性头痛 …………………………………………………… 70

五、颈源性头晕 …………………………………………………… 70

六、外周性面瘫 …………………………………………………… 71

七、亨特综合征 …………………………………………………… 71

八、紧张型头痛 …………………………………………………… 71

第八章　星状神经节阻滞的护理 ……………………………………… 72

一、阻滞前的护理 ………………………………………………… 72

二、阻滞中的护理 ………………………………………………… 72

三、阻滞后的护理 ………………………………………………… 72

参考文献 ………………………………………………………………… 73

第一章　星状神经节的解剖学基础

第一节　概　述

一、神经系统

神经系统在形态结构和功能上都是一个密不可分的整体，按其所在位置，可分为中枢神经系统和周围神经系统。中枢神经系统包括脑和脊髓，周围神经系统指除脑和脊髓以外的所有神经成分。周围神经一端连于脑或脊髓，另一端借末梢装置连于躯体各系统、器官。根据周围神经在各器官、系统中的分布对象不同，把周围神经分为躯体神经和内脏神经。其中躯体神经分布于体表、骨、关节和骨骼肌；内脏神经分布于内脏、心血管、平滑肌和腺体。躯体神经和内脏神经均含有传入纤维和传出纤维。内脏神经的传入纤维又称内脏感觉纤维，它将神经冲动自感受器传向中枢神经系统；传出纤维又称内脏运动纤维，它将神经冲动自中枢神经系统传向周围效应器。内脏神经中的传出部分因不受人的主观意志所控制，故又称为自主神经系统，依其功能的不同，分为交感神经和副交感神经两部分。自主神经末梢释放的递质不同，产生的效应也不同；同一递质对不同的效应器，也引起不同的效应。

交感神经与副交感神经有以下区别。

1. 节前与节后神经元所在部位不同　①交感神经的节前神经元在脊髓第 1 胸节至第 3 腰节灰质侧角的中间带外侧核内；交感神经节离效应器较远，节前纤维短，节后纤维长。而副交感神经的节前神经元在中脑、延髓及脊髓的骶部（第 2~4 骶节）灰质内；副交感神经节离效应器较近，有些位于器官本身的壁内，节前纤维长，节后纤维短。②交感神经与副交感神经的节后神经元，位于各自固有的神经节内。

2. 分布范围不同　全身各个部位几乎均有交感神经分布，而副交感神经分布局限，部分器官无副交感神经支配。

3. 功能特点不同　①交感神经多在机体应激状态时兴奋。②副交感神经在机体安静时保持生理平衡。

4. 传递的化学递质不同　①交感神经和副交感神经节前纤维的神经末梢递质均为乙酰胆碱。②副交感神经的节后纤维递质是乙酰胆碱；而交感神经的节后纤维递质大部分是交感素（去甲肾上腺素及小量肾上腺素），小部分是乙酰胆碱。

5. 引起效应器发生反应的间隔期不同　副交感神经的间隔期很短，为百分之几秒或千分之几秒；而交感神经可为数秒或 1 min。

6. 对某些药物的反应不同　有些药物专门作用于交感神经，有些药物专门作用于副交感神经。

内脏运动神经由低级中枢（脑干的内脏运动核和脊髓的侧角或骶副交感核）发出后，须在内脏神经节换一次神经元，再由此神经节发出纤维到达效应器，由低级中枢到效应器需两级神经元（图 1-1）。第一级神经元称为节前神经元，位于低级中枢，由它发出的轴突称为节前纤维；第二级神经元称为节后神经元，位于内脏运动神经节，它发出的轴突称为节后纤维。

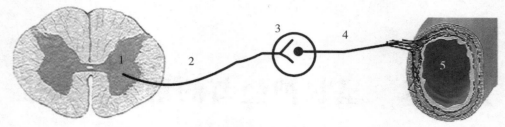

图 1-1　内脏运动神经

1. 低级中枢　2. 节前神经纤维　3. 内脏运动神经节　4. 节后神经纤维　5. 效应器

二、交感神经

1. **低级中枢**　交感神经的低级中枢位于脊髓第 1 胸节至第 3 腰节的灰质侧角。

2. **交感神经节**　交感神经节后神经元的胞体聚集成的结节称为交感神经节。根据位置不同，其可分为椎前节和椎旁节（图 1-2）。

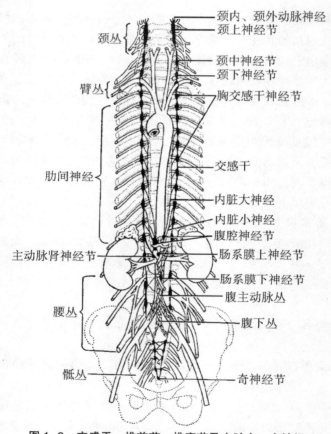

图 1-2　交感干、椎前节、椎旁节及内脏大、小神经

（1）椎前节：呈不规则的节状团块，位于脊柱前方。其包括腹腔神经节、主动脉肾神经节、肠系膜上神经节及肠系膜下神经节等。

（2）椎旁节：19~24 对，位于脊柱两旁，借节间支连成两条交感神经干（简称交感干，又称交感干神经节）。交感干上自颅底、下至尾骨，两干下端于尾骨前面汇合。交感干分颈、胸、腰、骶、尾五部。颈部每侧有 3~4 个神经节；胸部每侧有 10~12 个神经节；腰部每侧有 4~5 个神经节；骶部每侧有 2~3 个神经节；尾部两侧合为 1 个奇神经节。

3. 交感神经纤维

（1）节前纤维：由脊髓灰质侧角神经元发出的节前纤维，经脊神经前根、脊神经进入相应的椎旁节。节前纤维进入交感干后有三种去向。①终止于相应的椎旁节；②在交感干内上升或下降，然后终止于上方或下方的椎旁节；③穿经椎旁节，组成内脏大神经和内脏小神经，终止于椎前节（图1-3）。

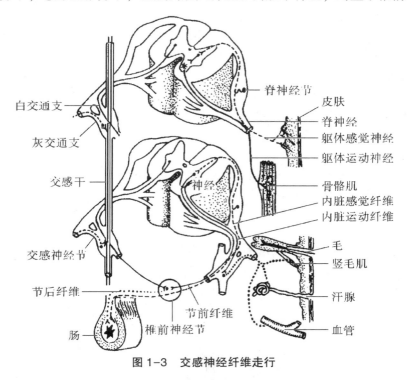

图1-3 交感神经纤维走行

（2）节后纤维：由交感神经节发出的节后纤维也有三种去向。①返回脊神经，随脊神经分布至躯干和四肢血管、汗腺和竖毛肌等；②攀附动脉，形成同名神经丛，随动脉分布到所支配的器官；③由内脏神经节直接分支到支配的脏器（图1-3）。

4. 分布概况 交感神经节后纤维分布部位：①头、颈、胸腹壁、上下肢的血管、汗腺、竖毛肌；②口腔、鼻腔黏膜内腺体、血管；③泪腺、唾液腺、甲状腺、肾上腺等器官；④心、肺、食管、气管和支气管、肝、脾、胰、肾、膀胱、子宫、胃、肠管等脏器；⑤瞳孔开大肌。

三、交感干

交感干由交感神经的椎旁节和节间支连接而成，呈串珠状，位于脊柱两侧，上至颅底，下至尾骨前方，两侧的交感干在尾骨的前面汇合成一个奇神经节。交感干可分为颈、胸、腰、骶、尾五部分，它与每一对脊神经之间均有交通支相连。

交感干神经节（椎旁神经节）由多极神经元构成，大小不等，部分交感神经节后纤维即起自这些细胞，其余部分则起自椎前神经节。

四、颈交感干与神经节

颈交感干一般每侧有3~4个交感神经节，多者达6个，分别称为颈上神经节、颈中神经节和颈下神经节。这三个（组）神经节以节间支相互连接，节间支一般为1支，但有时颈上与颈中神经节之间的节间支为2支，颈中与颈下神经节之间的节间支为多支。颈交感干神经节位于椎前筋膜的深侧。节前纤维来自交感干上胸部，所以缺乏白交通支，节后纤维组成灰交通支，分别与所有颈神经连接。此外，尚有吻合支与相关脑神经相连接。

（一）颈上神经节

颈上神经节是颈部三个神经节中最大的一个，长 25~45 mm，多呈梭形或长扁平形，当节间支为双支时，颈上神经节的下端为双角形。该神经节多位于第 2、3、4 颈椎横突的高度，神经节的后侧为颈长肌及其筋膜，神经节上端的后侧还有静脉丛及舌下神经，前侧被覆椎前筋膜，筋膜之前有颈内动脉、颈内静脉、迷走神经、舌咽神经及副神经。

颈上神经节发出的主要分支有：①颈内动脉神经；②颈内静脉神经；③颈外动脉神经；④交通支；⑤喉咽支；⑥心上神经；⑦节间支；⑧发细支至脊柱上部的韧带及骨骼。

（二）颈中神经节

颈中神经节是颈部三个神经节中最小的一个，形状不定，出现率为 87%，有些人阙如，也有只出现于单侧，或由几个小神经节代替，可视为第 5、6 颈神经节合并而成；通常位于第 6 颈椎横突处（图1-4至图1-6），但也可高位于第 5 颈椎或低位于第 7 颈椎平面。其在甲状腺下动脉的前侧或其稍上方，与颈下节有多支节间支联系。

颈中神经节发出的主要分支有：①包绕颈总动脉的多数细支，构成颈总动脉丛；②至第 4、5、6 颈神经的灰交通支；③至甲状腺下动脉的细支，与心上神经、心中神经及颈下神经节来的分支结合，形成甲状腺下丛；④节间支；⑤心中神经；⑥至气管及食管分支。

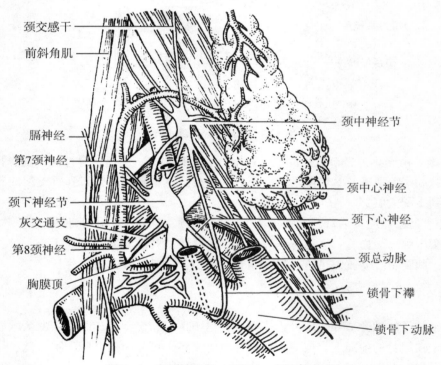

图1-4　右侧颈根部（示颈中、颈下神经节）

（三）颈下神经节

颈下神经节位于第 7 颈椎横突与第 1 肋骨颈之间，在椎动脉起点及其伴行静脉之后、第 8 颈神经的前面。此神经节的形态不规则，常与第 1（有时包括第 2）胸神经节融合形成颈胸神经节（ganglion cervicothoracicum），即星状神经节（satellite ganglion，SG）。星状神经节出现的概率为 64.8%，其中颈下神经节与第 1 胸神经节合并而成者占 90.4%，与第 1、2 胸神经节合并而成者占 9.6%；双侧同时出现者占 65.6%，仅单侧出现者占 34.4%。

颈下神经节的分支有：①灰交通支，至第 7、8 颈神经和第 1 胸神经。②血管支，分支缠绕锁骨下动脉及其分支，形成动脉丛。③心下神经，经锁骨下动脉后方入胸腔，沿气管前面下行，加入心深丛。

连于颈中、颈下神经节之间的节间束裂开形成一个围绕锁骨下动脉（有时为椎动脉）的连续环，称

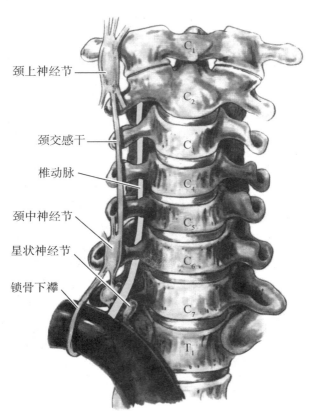

图 1-5　颈交感干与颈椎和椎动脉之间的比邻关系

$C_1 \sim C_7$—第 1~7 颈椎　T_1—第 1 胸椎

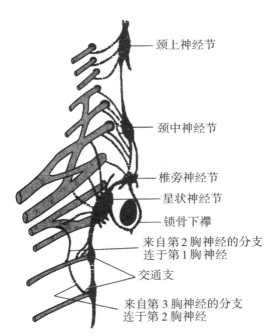

图 1-6　颈交感神经节和上位胸交感神经节的灰交通支向颈丛和臂丛根的分布

为锁骨下襻（图 1-4、图 1-6）。在颈中神经节到颈下神经节的节间支内常可见小的神经节，称为椎动脉神经节或椎旁神经节。通常认为此椎旁神经节是颈中神经节或星状神经节的分离部分。

第二节　星状神经节的组成和位置

　　星状神经节由颈下神经节与第 1 胸神经节（有时包括第 2 胸神经节）合并而成。其形态不规则，呈梭形或星状，长 1.5~2.5 cm，宽 0.5~0.75 cm，前后向的厚度约为 0.5 cm。因其有许多放射状分支而得名。

　　星状神经节位于第 7 颈椎横突和第 1 肋骨颈的高度，也可低达第 1、2 胸椎间的椎间盘平面，如再与第 2 胸节融合，则位置更低，可达第 2 胸椎下缘。从颈前皮肤至星状神经节的垂直距离为（31.86±0.72）mm。亦有学者指出，经在体成像和冰冻尸体断面证实，星状神经节是位于第 1 肋骨头的下缘，并认为通常解剖学研究观察到的星状神经节位置较高可能是丧失了肺向下牵引力量所致。

　　星状神经节在第 8 颈神经前支的前侧，颈长肌的外侧缘上。最上肋间动、静脉在星状神经节的外侧经过。在最上肋间动脉的外侧为第 1 胸神经，其向外上方伸展，连于臂丛。锁骨下动脉的第一段及椎动脉的起始部在星状神经节的上端。可能有一小的副椎动脉，从围绕椎动脉的静脉丛中下降，经神经节的前侧，继而进入头臂动脉。肺尖在神经节的前侧，被颈胸膜（胸膜顶）及胸膜上膜分隔。有一片薄弱的腱膜自斜角肌附着于椎骨处向下伸展，附着于胸膜上端，几乎完全覆盖了星状神经节。此外，肋颈干、胸廓内动脉、甲状腺下动脉、颈总动脉、颈内静脉、头臂静脉、迷走神经、膈神经、右淋巴导管（右侧）或胸导管（左侧）等结构，也都在星状神经节的前侧附近。

第三节　星状神经节的节前纤维、节后纤维及支配范围

　　星状神经节位于两侧胸交感神经链的头端，该特殊位置使支配头部和上肢的所有交感神经均必须经过星状神经节才能至臂丛或颈交感干。

一、星状神经节的节前纤维

　　颈部脊髓内没有交感中枢，所以颈神经没有白交通支，星状神经节只接受胸神经的白交通支，一般来自第 1（有时还有第 2）胸神经。第 1 胸椎旁神经节的白交通支，因为至上肢的许多支配血管运动和汗腺分泌的纤维并不从它通过，而它主要含有经交感干至颈上神经节的节前纤维。另外，脊髓第 2~6（或 7）胸节发出的交感神经节前纤维经交感干上行，主要至颈下神经节交换神经元，进而分布于上肢。

二、星状神经节的节后纤维

　　星状神经节的节后纤维有以下三种情况。

　　（1）经灰交通支与第 7 颈神经至第 1 胸神经相连（图 1-4、图 1-6、图 1-7）。至第 7 颈神经的灰交通支可有 1~5 支，多数为 2 支。在第 7 颈椎横突的前方、椎动脉的内侧，常常有第 3 条灰交通支上升，与第 7 颈神经相连，并发出一小支向上伴血管穿第 6 颈椎横突孔，加入第 6 颈神经。有一不恒定的分支穿第 7 颈椎横突孔。

　　至第 8 颈神经的灰交通支可有 3~6 支。这些灰交通支内含有至臂丛的传出及传入纤维，它们随臂丛分布于血管、汗腺、竖毛肌、骨、关节等。

　　（2）组成颈下心神经。颈下心神经由颈下神经节或第 1 胸神经节或星状神经节发出的细支组成，也有来自锁骨下襻的小支加入。该神经常为多个小支，各小支可在锁骨下动脉之后、气管前方单独下行，

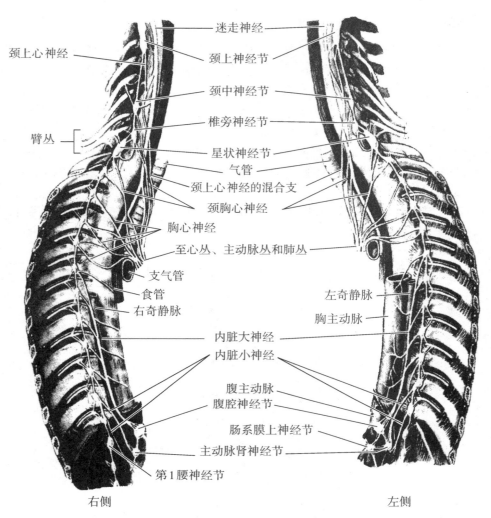

右侧　　　　　　　　　　　　左侧

图 1-7　颈、胸交感干与椎骨的关系及节后纤维走行

相互合并后加入心深丛。在锁骨下动脉后方时，与喉返神经和颈中心神经有交通支相连。左颈下心神经还常与左颈中心神经共干至心深丛。

（3）发出一些细小的血管支，形成神经丛，主要有椎动脉丛和锁骨下动脉丛。

1）椎动脉丛：至椎动脉的节后纤维在椎动脉的后方上升，至第 6 颈椎横突孔处组成椎动脉丛。另外，椎神经节也发出一细支，走行于椎动脉的前方，也参与组成椎动脉丛。该丛内常可见含有神经细胞的小团块，丛内也发出分支至第 1~6 颈神经的前支。该丛的多数细支沿椎动脉上升至颅内，并沿基底动脉及其分支走行，直至大脑后动脉，在此处与来自颈内动脉的交感丛相结合。椎动脉丛是交感神经系统主要的颅内延伸部分。

2）锁骨下动脉丛：星状神经节的节后纤维攀附锁骨下动脉及其分支形成神经丛，也接受来自锁骨下襻的小支。该丛可延伸到腋动脉第 1 段，少数纤维可伸得更远。上肢其余各段动脉接受来自邻近神经干的交感纤维，即正中神经支配肱动脉及掌浅弓，尺神经支配尺动脉及掌深弓，桡神经支配桡动脉。

3）甲状腺下动脉丛：沿甲状腺下动脉到达甲状腺，与喉返神经、喉外神经、颈上心神经及颈总动脉丛相联系。

此外，星状神经节常与膈神经有交通支，也常与迷走神经或喉返神经有交通支，并通过这些神经最后分布于膈、心脏、食管及喉。

三、星状神经节与上肢缩血管神经

支配上肢的交感神经节前纤维来自脊髓的上胸段，可能是第 2~6（或 7）胸节。这些纤维经交感干主要至颈下神经节交换神经元。自此发出的节后纤维至臂丛，主要穿行于臂丛下干。大多数来自脊髓第 2~3 胸神经前根的节后纤维支配上肢动脉血管收缩。

如阻断至上肢的节前纤维，即自第 3 胸神经节以下阻断交感干及至第 2~3 胸神经节的交通支，便可达到阻断上肢缩血管神经对上肢血管支配的目的。

也可用切断节后纤维的方法，即摘除颈下神经节及第 1~2 胸神经节（必要时可摘除颈中、颈下神经节及第 1~3 胸神经节），使至上肢缩血管的节后纤维完全发生溃变，以达到阻断缩血管神经对上肢血管的作用（图 1-8）。

在切断支配上肢的缩血管节前纤维时，如切断第 1 胸神经节的白交通支，可引起霍纳（Horner）征。

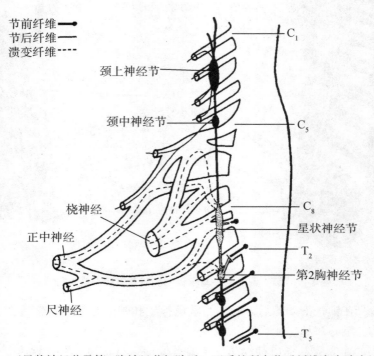

（星状神经节及第 2 胸神经节切除后，至手的所有节后纤维完全溃变）

图 1-8　至手的交感神经缩血管节前及节后纤维

C_1、C_5、C_8—第 1、5、8 颈神经　T_2、T_5—第 2、5 胸神经

第四节　星状神经节的比邻关系

星状神经节的后方有第 8 颈神经前支、颈长肌；前方有肋颈干、胸廓内动脉、甲状腺下动脉、颈动脉鞘、头臂静脉、迷走神经、膈神经等；下方有胸膜顶。此外，颈筋膜、臂丛、椎动脉、胸导管及右淋巴导管等结构与星状神经节的关系也非常密切（图 1-5、图 1-9 至图 1-11）。

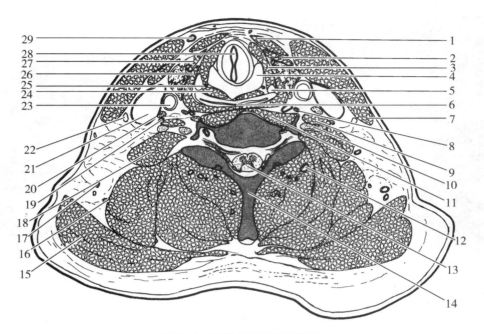

图 1-9 经第 6 颈椎断层解剖

1. 舌骨下肌　2. 胸骨甲状肌　3. 环甲肌　4. 环状软骨　5. 甲状软骨下角　6. 食管（颈部）

7. 胸锁乳突肌　8. 颈交感干　9. 前斜角肌　10. 上中臂丛干　11. 颈长肌　12. 颈深动脉

13. 脊髓　14. 第 6 颈椎　15. 斜方肌　16. 副神经　17. 颈浅动脉　18. 中斜角肌　19. 膈神经

20. 迷走神经　21. 颈内静脉　22. 颈淋巴结　23. 颈总动脉　24. 环杓后肌　25. 喉下神经

26. 咽下缩肌　27. 甲状腺左叶　28. 声门下腔　29. 颈前静脉

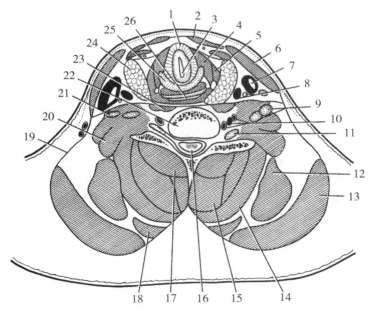

图 1-10 经第 6 颈椎下缘、环状软骨断层解剖及 CT、MRI 图像

1. 甲状软骨　2. 胸骨舌骨肌　3. 声门下腔　4. 甲杓肌与环杓侧肌　5. 环甲肌　6. 胸锁乳突肌

7. 颈内静脉　8. 颈总动脉与迷走神经　9. 第 5、6 颈神经　10. 椎动、静脉　11. 第 7 颈神经

12. 肩胛提肌　13. 斜方肌　14. 头夹肌　15. 头半棘肌　16. 脊髓　17. 颈棘肌　18. 小菱形肌

19. 颈筋膜浅层　20. 中斜角肌　21. 第 5 颈神经　22. 第 6 颈椎　23. 颈长肌和椎前筋膜

24. 甲状腺　25. 环状软骨板　26. 喉咽和气管前筋膜

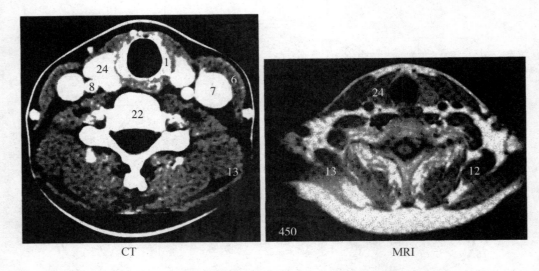

图 1-10　经第 6 颈椎下缘、环状软骨断层解剖及 CT、MRI 图像（续）

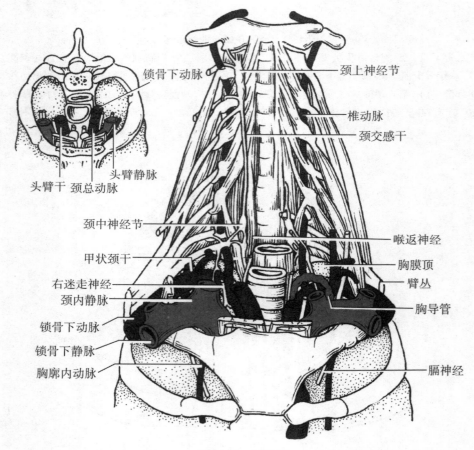

图 1-11　颈根部

一、椎动脉三角

　　椎动脉三角的内侧界为颈长肌，外侧界为前斜角肌，下界为锁骨下动脉第 1 段，尖为第 6 颈椎横突前结节。三角的后方有胸膜顶、第 7 颈椎横突，第 8 颈神经前支及第 2 肋颈；前方有颈动脉鞘、膈神经及胸导管弓（左侧）等。三角内的主要结构有椎动脉、椎静脉、甲状腺下动脉、颈交感干及星状神经节。

二、第6、7颈椎横突

颈椎横突末端分裂成前后两个结节，称为前结节和后结节，为肌肉的附着点。上位颈椎的后结节位于前结节后外侧，而第6、7颈椎后结节位于前结节后方。第6颈椎的前结节高而粗大（为颈椎中最大者），位于颈总动脉的后方，特称为颈动脉结节（图1-12）。在胸锁乳突肌后缘的肌间沟内向上压摸，于环状软骨水平可触及第6颈椎颈动脉结节。第7颈椎横突粗大，后结节大而明显，前结节小而不显著，有时甚至阙如（图1-13）。颈动脉结节下方一横指处可找到第7颈椎横突根。

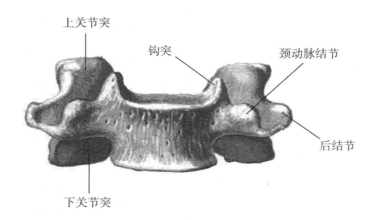

图 1-12　第 6 颈椎前面观

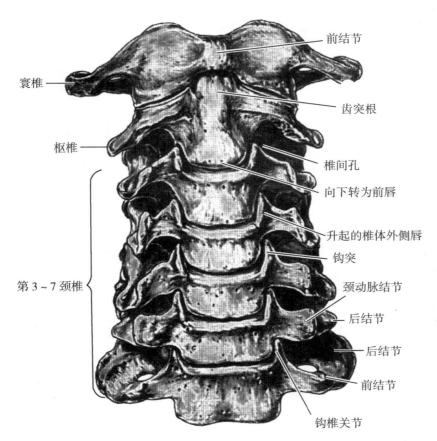

图 1-13　颈椎前面观

三、颈长肌

颈长肌位于寰椎和第3胸椎之间，贴附在脊椎前面。它可分为三部分：下斜部、上斜部和中间垂直部，各部均借腱性束相连。下斜部最小，起于上2或3个胸椎体的前面，向上外行止于第5、6颈椎横突。上斜部起于第3~5颈椎横突，向上行借一细小的腱止于寰椎前结节和前外侧面上。中间垂直部起于上3个胸椎及下3个颈椎体的前面，向上止于第2~4颈椎体前面。

四、椎前筋膜

颈筋膜包括浅筋膜和颈阔肌深面的深筋膜，包绕颈、项部的肌和器官，可分为浅、中、深三层，浅层即封套筋膜，中层又称气管前筋膜，深层又称椎前筋膜。颈筋膜向两侧扩展形成颈动脉鞘。各层之间的疏松结缔组织构成筋膜间隙。

椎前筋膜位于颈深肌群浅面，向上附着于颅底，向下续于前纵韧带及胸内筋膜。两侧覆盖臂丛、颈交感干、膈神经、锁骨下动脉及锁骨下静脉。此筋膜向下外方，由斜角肌间隙开始，包裹锁骨下动、静脉及臂丛并向腋窝走行，形成腋鞘。

五、颈动脉鞘及其内容

颈动脉鞘上起自颅底，下续纵隔。在鞘内全长有颈内静脉和迷走神经，鞘内上部有颈内动脉，颈总动脉行于其下部。在颈动脉鞘下部，颈内静脉位于前外侧，颈总动脉位于后内侧，在二者之间的后外方有迷走神经。鞘的上部，颈内动脉居前内侧，颈内静脉在其后外方，迷走神经行于二者之间的后内方。

颈动脉鞘浅面有胸锁乳突肌、胸骨舌骨肌、胸骨甲状肌和肩胛舌骨下腹、颈襻及甲状腺上、中静脉；鞘的后方有甲状腺下动脉通过，间隔椎前筋膜有颈交感干、椎前肌和颈椎横突等；鞘的内侧有咽食管颈部、喉气管颈部、喉返神经和甲状腺侧叶等。

六、胸膜顶

胸膜顶是覆盖肺尖部的壁层胸膜，突入颈根部，高出锁骨内侧1/3上缘2~3 cm。前、中、后斜角肌覆盖其前、后及外方，其前方邻接锁骨下动脉及其分支、膈神经、迷走神经、锁骨下静脉及左颈根部的胸导管；后方贴靠第1、2肋骨，颈交感干和第1胸神经前支；外侧邻臂丛；内侧邻气管、食管，左侧尚有胸导管和左喉返神经；上方从第7颈椎横突、第1肋颈和第2胸椎椎体连至胸膜顶的筋膜，称为胸膜上膜，此膜又称Sibson筋膜，起悬吊作用。当行肺萎陷手术时，须切断上述筋膜，才能使肺尖塌陷。

七、锁骨下动脉及其分支

锁骨下动脉左侧起自主动脉弓，右侧在胸锁关节后方起自头臂干，该动脉于第1肋外侧缘续于腋动脉。前斜角肌将其分为三段。

第1段位于前斜角肌内侧，胸膜顶前方。该段动脉前方的比邻左、右侧不同，右侧有迷走神经跨过，左侧有膈神经及胸导管跨过。该段动脉有以下分支。

（1）椎动脉：沿前斜角肌内侧上行于胸膜顶前面，穿经上位6个颈椎横突孔，经枕骨大孔入颅，分布于脑、脊髓和内耳。

（2）胸廓内动脉：在胸膜顶前方，正对椎动脉起始处起自锁骨下动脉下壁，经锁骨下静脉之后向下入胸腔。

（3）甲状颈干：起自锁骨下动脉上壁，分出甲状腺下动脉、肩胛上动脉及颈横动脉。甲状腺下动脉由甲状颈干发出后沿前斜角肌内侧缘上升，至第6颈椎平面，在颈动脉鞘与椎动、静脉之间弯向内侧，近甲状腺侧叶下极潜入甲状腺侧叶的后面分为数支，分布于甲状腺、甲状旁腺、气管和食管等处。

（4）肋颈干：起自锁骨下动脉第1或第2段的后壁，分为颈深动脉和最上肋间动脉。

第 2 段位于前斜角肌后方，上方紧邻臂丛各干，下方跨胸膜顶。

第 3 段位于前斜角肌外侧，第 1 肋上面，其前下方邻锁骨下静脉，外上方为臂丛。此段动脉有时发出颈横动脉或肩胛上动脉。

八、锁骨下静脉

锁骨下静脉自第 1 肋外缘续于腋静脉。沿第 1 肋上面，经锁骨与前斜角肌之间，向内侧与颈内静脉汇合成头臂静脉。锁骨下静脉壁与第 1 肋、锁骨下肌、前斜角肌的筋膜相愈着，故伤后易致气栓。临床上广泛应用锁骨下静脉插管技术，进行长期输液、心导管插管及中心静脉压测定等。

九、椎静脉

在枕下三角内，来自椎内静脉丛的许多小属支于寰椎后弓与枕骨之间离开椎管，与局部深层肌的小静脉汇合，进入寰椎横突孔，在通过相连续的椎间孔下降过程中围绕椎动脉形成静脉丛，并延续为椎静脉。椎静脉在颈部基本与椎动脉伴行。椎静脉出第 6 颈椎横突孔下行，起初在椎动脉的前方，然后下行于其前外侧，并于头臂静脉的后上方注入该静脉。

有时有一小的副椎静脉，通常自椎静脉丛下行，穿过第 7 颈椎横突孔，然后在锁骨下动脉和胸膜顶之间转向前方注入头臂静脉。

十、胸导管与右淋巴导管

胸导管沿食管左侧出胸腔上口至颈部，平第 7 颈椎高度，形成胸导管弓。其前方为颈动脉鞘；后方有椎动脉、椎静脉、颈交感干、甲状颈干、膈神经和锁骨下动脉。胸导管以注入左静脉角者居多，少数可注入左颈内静脉或左锁骨下静脉。左颈干、左锁骨下干及左支气管纵隔干通常注入胸导管末端，也可单独注入静脉。

右淋巴导管长 1.0~1.5 cm，在右颈根部接受右颈干、右锁骨下干和右支气管纵隔干后注入右静脉角。由于右淋巴导管出现率仅为 20% 左右，故有时各淋巴干也可直接注入右锁骨下静脉或右颈内静脉。

十一、迷走神经

右迷走神经下行于右颈总动脉和右颈内静脉之间，经右锁骨下动脉第 1 段前面时发出右喉返神经，绕经右锁骨下动脉的下面和后方返回颈部。

左迷走神经在左颈总动脉和左颈内静脉之间下行入胸腔。

十二、膈神经

膈神经位于前斜角肌前面、椎前筋膜深面，由第 3~5 颈神经前支组成，向内下方斜降下行；其前方有胸锁乳突肌、肩胛舌骨肌中间腱、颈内静脉、颈横动脉和肩胛上动脉；左前方还邻接胸导管弓；内侧有颈升动脉上行。该神经在颈根部经胸膜顶的前内侧、迷走神经的外侧，穿锁骨下动、静脉之间进入胸腔。

据统计，副膈神经出现率为 48%，多起自第 5 颈神经（占 48.7%）或第 5、6 颈神经（占 27.6%），在膈神经的外侧下行（占 85.2%），经锁骨下静脉的后方进入胸腔。副膈神经在锁骨下静脉的下方与膈神经结合者占多数（57.1%）。

十三、颈神经根及其被膜

颈神经的前后根都向椎间孔行进，在脊神经节的远侧汇合成颈神经，再穿椎间孔出椎管（第 1 颈神经经寰椎与枕骨之间出椎管）。

前后根自脊髓发出后穿过脊髓的被膜时，脊髓的被膜包绕在颈神经根及颈神经周围形成套管状结构。其中软脊膜和脊髓蛛网膜分别包绕颈神经的前后根形成两层鞘膜，其间的蛛网膜下腔也随之延至两鞘之间；硬脊膜包被前后根至脊神经处形成管状的硬膜鞘，临床称之为颈脊神经根（套）袖。硬膜鞘在椎间孔或稍外侧与神经外膜相延续，该部位的硬膜鞘牢固地附着于相邻的横突骨膜。如进行局麻操作不当，误刺破硬膜鞘，液体可通过直接的毒性作用或压迫血管而损伤颈神经或脊髓。

第五节　星状神经节阻滞的应用解剖学

一、颈交感干阻滞与颈交感神经节阻滞

颈交感干有三个颈神经节，即颈上神经节、颈中神经节和颈下神经节。颈上神经节的上端延续于颈内动脉神经，绕颈内动脉形成神经丛，随动脉穿颈动脉管，进入颅腔。

交感神经节以交通支与附近的脊神经联系，这些交通支可分为白交通支和灰交通支两种，均与脊神经的前支相连。

1. 白交通支　主要是由起自脊髓第 1 胸节至第 3 腰节灰质中间带外侧核细胞的交感神经节前纤维，经脊神经的前根和前支，至附近的交感干神经节（椎旁神经节）构成的，所以只有第 1 胸神经至第 3 腰神经才有白交通支。这种节前纤维为有髓纤维，呈白色，故此得名，但也有无髓的纤维存在。

白交通支内的节前纤维进入交感干后，有四种走行方式：①在相应的交感干神经节交换神经元（如交感干的胸部）；②在交感干内上升，到高位的交感干神经节交换神经元（如交感干的颈部）；③在交感干内下降，到低位的交感干神经节交换神经元（如交感干的腰骶部）；④在交感干内不交换神经元，穿过交感干在椎前神经节（腹腔神经节、主动脉肾神经节、肠系膜上神经节）交换神经元（如内脏大、小神经）。

2. 灰交通支　主要由交感神经节细胞发出的节后纤维组成，属于无髓纤维，呈灰色。自交感神经节至相应的脊神经，每一脊神经均有灰交通支。由灰交通支至脊神经的节后纤维，随着脊神经分布到周围的器官，如血管、皮肤的腺体及竖毛肌等。

上述颈交感干与交感神经节的解剖关系显示，阻断颈交感干与颈交感神经节都可阻滞交感神经的节后纤维，影响节后纤维支配的组织和器官。颈交感干和交感神经节阻滞后均可出现霍纳综合征。

二、第 6 颈椎与第 7 颈椎横突部位阻滞

第 6 颈椎与第 7 颈椎如图 1-14 所示，二者椎体和横突的解剖形状不同，第 6 颈椎横突有典型的前

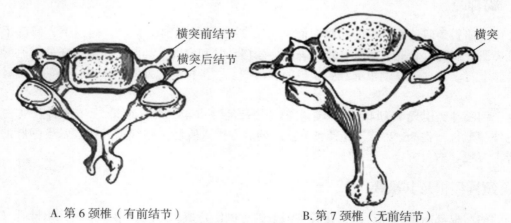

A. 第 6 颈椎（有前结节）　　　　B. 第 7 颈椎（无前结节）

图 1-14　第 6 颈椎与第 7 颈椎横突的解剖差异

结节，是明显的体表解剖标志，经皮肤也容易触摸到；第 7 颈椎横突平滑，没有明显的体表解剖标志。从图 1-5 可以看出，第 6 颈椎平面多是颈中神经节的部位，而第 7 颈椎平面才是星状神经节的部位。由此可见，第 6 颈椎横突部位阻滞是阻滞了颈上神经节和颈中神经节，或阻断了交感干，包括星状神经节的节前纤维。第 7 颈椎横突部位阻滞可阻断星状神经节，包括节前纤维和节后纤维。第 6 颈椎与第 7 颈椎横突部位颈交感神经阻滞的异同比较见表 1-1。

表 1-1　第 6 颈椎与第 7 颈椎横突部位颈交感神经阻滞的异同比较

第 6 颈椎平面阻滞	第 7 颈椎平面阻滞
多阻滞了颈交感干，而非交感神经节	阻滞了交感神经节
不阻滞椎动脉神经	阻滞椎动脉神经
有时阻滞颈上神经节一部分	不能阻滞颈上神经节
颜面部阻滞效果明显，而且出现早	颜面部阻滞效果明显，但出现晚
对上肢的效果欠佳	对上肢阻滞效果明显
解剖标志明确，操作容易	操作相对困难，患者多有不适
局麻药物用量少	局麻药物用量大
极少穿破椎动脉	穿破椎动脉危险性大
很少阻滞臂丛	可阻滞臂丛
容易阻滞喉返神经	不易阻滞喉返神经
不容易发生气胸	易发生气胸

三、双侧星状神经节阻滞

颈部脊髓无交感神经纤维发出，颈交感神经的节前纤维均来自上胸段，沿颈交感干在脊柱两侧上行，在颈神经节换元。交感干颈节包括颈上神经节、颈中神经节和颈下神经节。其中颈下神经节多与其下方的第 1 胸节（有时包括第 2 胸神经节）合并，形成颈胸神经节，即星状神经节。既往忌同时双侧星状神经节阻滞（SGB）主要是顾虑心搏停止，但日本人奥田泰久的动物实验显示两侧同时 SGB 对循环系统的抑制较单侧无明显差异；单侧 SGB 后，阻滞侧的颈动脉血流比双侧 SGB 后增加显著。奥田泰久还证实了单侧 SGB 存在"窃血"现象，即阻滞侧颈动脉血流增加的同时，非阻滞侧颈动脉血流减少，而双侧 SGB 两侧的颈动脉血流均有显著增加。临床上有些疾病例如双侧内耳循环障碍性疾病，因耳蜗自主神经末梢是交感性的，其血管受星状神经节支配；若仅施行或交替施行单侧 SGB，会出现阻滞侧血流增加、非阻滞侧血流减少而加重损害。若同时双侧 SGB，会使双侧血运均有改善。事实上，颈、上胸段硬膜外麻醉无疑同时阻滞了双侧颈交感神经的节前纤维，对节后纤维有一定的作用，但没有霍纳综合征。这方面的研究尚缺乏。

另外，星状神经节与椎前筋膜关系密切，它可以在此筋膜的深层、浅层和筋膜内，而节前纤维在此筋膜的深层向浅层潜出。故颈部椎前筋膜深层（椎前间隙）的麻醉药物有可能阻滞双侧星状神经节或（和）其节前纤维、节后纤维，双侧出现霍纳综合征。临床上进行 SGB 时，仍然需要密切观察患者阻滞后心血管和呼吸系统的变化，如果需要进行双侧 SGB，必须分别进行，待一侧阻滞成功后，并且确认没有不良反应和并发症后，再进行另一侧的阻滞。

第二章　星状神经节阻滞的生理学

自 1883 年 Alexander 观察到颈交感干离断具有治疗作用以来，人们对星状神经节的生理功能和阻滞后的生理改变进行了大量的研究并积累了丰富的经验。既往认为 SGB 只能治疗其支配区域的疾病，现知其治疗范围几乎遍及全身，除广泛用于疼痛性疾病的治疗外，对于一些非疼痛性疾病的治疗，也取得了相当好的疗效。

SGB 的生理基础在于自主神经的末梢兴奋时，通过释放递质产生生理效应，所有的传出纤维也通过递质作用于效应器官，产生兴奋或抑制作用。交感神经的节前纤维释放的递质为乙酰胆碱，节后纤维释放的递质主要为去甲肾上腺素，不同的递质与其相应的受体结合而产生效应。机体的多数器官由交感神经和副交感神经双重支配，两者在中枢神经等的控制下调节各器官的功能，使机体的内环境保持相对稳定。当机体遭遇外来的强烈刺激或损伤时，交感神经系统参与机体的应激反应。然而，如果交感神经系统过度兴奋或功能亢进，也可产生有害的后果。体内自主神经对各脏器的支配见图 2-1。

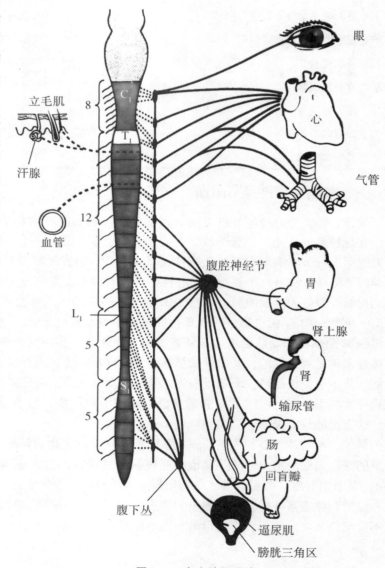

图 2-1　自主神经系统

C_1—第 1 颈髓节段　T_1—第 1 胸髓节段

L_1—第 1 腰髓节段　S_1—第 1 骶髓节段

第一节 星状神经节阻滞与神经内分泌系统

一、自主神经的中枢——下丘脑

下丘脑的最主要功能是对垂体活动的调节和对低位自主性中枢的管理，共同维持内环境的稳定。早期学者的研究侧重于上位神经中枢对下丘脑的控制，以及从激素角度研究下丘脑—垂体—靶器官轴的相互关系。20世纪30年代初，证实下丘脑有纤维直接投射到上段脊髓。根据电生理实验结果，认为下丘脑的信息可通过单突触或多突触方式到达脊髓。20世纪70年代以来，学者们用逆行标记法、荧光色素和免疫技术等新手段，证实了下丘脑对脊髓的直接投射，而且相当一致地认为该投射的起源细胞位于下丘脑的背侧，即从室旁核向后到乳头体的背侧区域。

1. 下丘脑的脊髓投射　目前已证实室旁核除投射垂体后叶外，还有大量纤维投射到脊髓。根据Swanson和Mckellar观察，发自室旁核的含催产素和后叶激素运载蛋白Ⅰ的纤维终止于脊髓后角边缘带、中央灰质和胸、腰、骶髓的中间带外侧核，而后角边缘带和中央灰质均与痛觉有关，损毁室旁核又可引起性腺功能失常。所以室旁核脊髓投射除了与内脏活动有关外，还可能参与痛觉传递和生殖功能。视上核、前核和穹隆周核有神经元直接投射到颈膨大，这些小核团不仅有数量不等的神经元投射到胸腰节段，而且还直接投射到骶髓。家兔下丘脑大部分核区有神经元直接投射到第11、12胸节，第1、2腰节和第2~4骶节。因此可以认为，下丘脑脊髓束可能是贯穿脊髓全长的传导路。

2. 脊髓向下丘脑的直接投射　发自中脑或脑桥的上行投射纤维可终止于下丘脑的前核、后核、乳头体前核及内侧区诸核。脊髓下丘脑束可投射到室旁核、外侧区、背侧区和后核。这种上行投射纤维可能是下丘脑作为内分泌系统和内外环境感受器之间联络枢纽的形态学基础之一。下丘脑内侧基底部和腹内侧核，甚至室旁核均与排卵功能有关。可以推测，由脊髓上行的脊髓下丘脑束在功能上可能与下丘脑的生殖中枢有密切关系。

二、星状神经节阻滞对自主神经系统的影响

研究表明，反复进行SGB对自主神经是一种复活锻炼，可以恢复由于交感神经活性增高导致的交感—迷走神经失平衡状态。血中去甲肾上腺素是反映交感神经活性的敏感指标。在大鼠颈交感干离断（transections of the cervical sympathetic trunk，TCST）模拟人类SGB的实验中发现，TCST可以降低Willis环动脉血中去甲肾上腺素的含量。动物实验还发现，动物致痛后，血浆去甲肾上腺素水平明显升高，而应用布比卡因进行SGB后明显下降。

三、星状神经节阻滞对内分泌系统的影响

SGB使脑血流增加，下丘脑血流的增加能起到维持垂体激素平衡的作用。实验证明，SGB对下丘脑—垂体的促性腺功能具有调节作用。动物实验发现，TCST可使下丘脑的恒常性维持功能受到有益的影响，如改变异常分泌的促性腺激素释放激素（gonadotropin releasing hormone，GnRH）、黄体生成素（luteinizing hormone，LH）、促卵泡激素（follicle stimulating hormone，FSH），调节血清中生长激素（growth hormone，GH）、催产素（oxytocin，OT）、生长激素释放激素（growth hormone - releasing hormone，GHRH）、促甲状腺激素释放激素（thyrotropin-releasing hormone，TRH）和生长抑素（生长激素释放抑制激素，somatostatin，SS）的水平。啮齿类动物的颈交感干还控制着下颌下腺分泌的各种多肽的释放，这在生理适应和内环境稳定方面，尤其在应激情况下起重要作用。这也是SGB调节很多器官功能的生理基础。

与交感神经兴奋引起的血压增高、心率加快相对应，下丘脑—腺垂体—肾上腺皮质功能增强的表现为皮质醇、催乳素等增多，胰岛素减少。SGB 可明显降低疼痛患者血中皮质醇、醛固酮、血管紧张素Ⅱ、5-羟色胺（5-HT）和 P 物质（substance P，SP）的含量。另有研究发现，SGB 后全麻诱导插管及手术切皮时血浆皮质醇、催乳素呈下降趋势，胰岛素呈上升趋势；而未行 SGB 的变化与之相反，而且还发现切皮时芬太尼的追加量 SGB 组也明显小于未行 SGB 组，这表明 SGB 组的下丘脑—腺垂体—肾上腺皮质系统启动不大，且 SGB 的镇痛效果确切，应激反应相对适度。由此可见，SGB 可调节异常变化的内分泌系统。

第二节　星状神经节阻滞与心血管系统

一、心脏的神经支配

1. 心上神经　起自颈上神经节的下部，偶起始于颈上神经节与颈中神经节之间的连接支。此神经发出后，沿颈血管鞘的后方下行，经甲状腺下动脉的前或后方（多数在动脉前方），继与喉返神经交叉。在颈部，心上神经与迷走神经的心上支、喉下神经、喉上神经外支和心中神经相交通。再向下，右心上神经沿锁骨下动脉前或后侧进入胸腔，沿头臂干向下至主动脉弓后侧，在此加入心深丛。左心上神经进入胸腔，沿左颈总动脉前面下降，经主动脉弓和迷走神经前方加入心浅丛。一般认为，心上神经只有传出纤维，它的节前传出纤维来自脊髓上胸节。

2. 心中神经　起自颈中神经节，也可起自颈中神经节与颈下神经节之间的交感干，是交感神经最大的心支。右侧心中神经在颈总动脉后方下降，经锁骨下动脉之前或后，然后沿气管下降至心深丛；左侧心中神经在颈总动脉和锁骨下动脉之间入胸腔至心深丛。

3. 心下神经　起自星状神经节，常为数小支单独下行或互相合并，在锁骨下动脉后方、气管前方下行加入心深丛，行程中与喉返神经及心中神经之间有交通支，左心中神经、心下神经常共干至心深丛。

二、自主神经对心脏的调节

心脏活动受自主神经的调节。交感神经起兴奋性作用，包括增加单相和多相电位冲动，加速房室传导，缩短不应期和增加心肌收缩力；相反，迷走神经的作用是抑制性的。人们早就认识到，从交感节后神经纤维释放的去甲肾上腺素（noradrenaline，NA）和从迷走神经纤维释放的乙酰胆碱（acetylcholine，ACh）调节心脏活动。随着心脏细胞效应器膜受体的特性和第二信使系统的确定，关于自主神经对心脏的调节有了更深入的认识。

由神经递质引起的收缩反应通过以下几种因素调节：①受体数量变化；②受体对特异性配基亲和力的变化；③GTP 结合蛋白含量变化；④由 Gi 和 Gs 蛋白调节的腺苷酸环化酶的活性变化，Gi 和 Gs 蛋白可分别激活胆碱能 M 受体和肾上腺素 β 受体的调节腺苷酸环化酶。一些研究表明，从心脏神经末梢释放的神经递质受许多因素调节。ACh 和 NA 刺激突触前受体能抑制自身从胆碱能和肾上腺素能神经元释放，该抑制作用是 ACh 作用于突触前膜 M 受体、NA 作用于突触前膜 α_2 肾上腺素能受体所致。许多研究表明，某些自主神经纤维并非仅释放一种经典神经递质（NA 或 ACh），在心肌等某些组织中也有非肾上腺素能非胆碱能（non-adrenergic and non-cholinergic，NANC）物质，发挥神经递质或调质的作用。例如，神经肽 Y（neuropeptide Y，NPY）、降钙素基因相关肽（calcitonin gene related peptide，CGRP）、三磷腺苷（adenosine triphosphate，ATP）、5-HT、一氧化氮合酶（nitric oxide synthase，NOS）及 NADPH-黄素酶也存在于心房副交感神经内，一氧化氮（NO）也是心脏的神经递质。递质共存（两种以上的递质共存于同一神经元内，可从同一神经释放）和 NANC 神经递质的概念已被广泛接受，心脏的传入和传出神经元也含有某些 NANC 递质或调质。

心脏某些副交感神经节细胞含有血管活性肠肽（vasoactive intestinal peptide，VIP）和生长抑素（SS）。心脏的感觉神经起自脊髓和迷走神经，有髓鞘的 A_δ 纤维和无髓鞘的 C 纤维感受各种刺激，具有伤害感受器（nociceptor）的功能。C 纤维对辣椒素敏感（辣椒素具有神经毒性），对心肌机械的或化学刺激能反射性影响心脏的活动。按感觉神经周围分支的"运动功能"之概念，对辣椒素敏感的 C 纤维兴奋，不仅能增加传入神经释放冲动和增加中枢性调节的反射活动，又能诱发末梢释放 NANC 神经递质，如 CGRP、SP、神经激肽 A（neurokinin A，NKA）和神经激肽 B（neurokinin B，NKB）。除交感神经支配外，对辣椒素敏感的 NANC 感觉神经具有增加局部心房收缩的功能。

1. NANC 神经递质　免疫组化研究表明，心脏含有肽能神经，对辣椒素敏感，电刺激心房诱发的心肌神经源性兴奋反应，不为肾上腺素能和胆碱能受体阻断剂所影响，但能被辣椒素所终止，提示对辣椒素敏感的神经元能释放兴奋物质。辣椒素对豚鼠和大鼠心房具有正性肌力和正性传导作用。在心脏的辣椒素敏感神经元中，CGRP 与 SP 和 NKA 共存。虽然 CGRP、SP 和 NKA 从心脏 NANC 末梢共同释放，但仅 CGRP 能拟辣椒素对心脏的兴奋作用。心房肌中无 SP 受体，SP 对心房肌无直接作用。相反，神经激肽有减弱收缩力和减慢传导的作用。

2. NANC 神经递质的激活　除了辣椒素，其他几种调质也能激活 NANC 神经递质。动物实验研究表明，γ-氨基丁酸（gamma aminobutyric acid，GABA）作用于 $GABA_1$ 受体，通过激活辣椒素敏感的 NANC 神经末梢引起正性肌力和正性传导效应。心脏中神经降压素（neurotensin，NT）的正性传导和正性肌力作用可被辣椒素所阻断。实验表明，NA 受体和烟碱型受体兴奋时，豚鼠心脏的感觉神经释放神经递质，烟碱受体兴奋时亦能释放 CGRP、SP 和 NKA。几种炎性调质可激活心脏的 NANC 神经递质。缓激肽和 5-HT 的正性肌力和正性传导作用是由心房 NANC 末梢受刺激和神经肽释放所致。有研究证实，缓激肽刺激 CGRP 释放是通过前列腺素的激活所致，而心房中前列腺素 E_1、E_2、$F_{2\alpha}$ 的正性肌力和正性传导作用与 NANC 神经递质无关。此外，毒毛花苷除了对心肌细胞直接作用外，亦有神经兴奋作用，引起 CGRP 增加。对于预先用辣椒素处理的心脏，毒毛花苷的作用极度减弱，但正性肌力作用无变化。心脏缺血也可引起 CGRP 释放增加，提示病理状态下可有 NANC 神经传递的激活。

3. NANC 神经递质的抑制性调节　药理学研究表明，几种内源性调质能抑制 NANC 神经末梢释放神经递质。阿片肽能抑制豚鼠心房交感神经递质，也能抑制 NANC 神经递质，前者作用于 κ 受体，后者作用于 μ 受体亚型。已证实内源性 ATP 和其降解产物腺苷对心肌细胞和心交感神经、迷走神经的作用，是通过突触前膜 P_1 受体抑制性调节心房 NANC 神经传递。据报道，腺苷的抑制作用通过嘌呤受体（属于 A_1 型）来调节。神经递质和神经肽对 NANC 神经传递起调节作用，初级感觉神经元中的甘丙肽，通过突触前抑制豚鼠心房 NANC 神经传递。此外，在交感神经末梢共存和共同释放的 NA 和 NPY 对豚鼠左心房的 NANC 神经兴奋所致的收缩力增加起抑制作用。NA 的突触前抑制作用是通过 α_2 受体来完成的。

4. 交感性和 NANC 神经递质的相互作用　除交感神经的兴奋作用外，CGRP 释放所致的心脏兴奋作用是 NANC 神经递质的功能。研究证实，内源性调质包括交感性神经递质 NA 和 NPY，能调节 NANC 神经兴奋性，提示在心房组织中 NANC 传递和交感神经末梢之间相互作用。NANC 神经递质 SP、NKA 和 CGRP 能影响电刺激引起的心房反应，但不影响 H_3-NA 释放，可能两者间存在间接作用，而心肌的交感和副交感神经支配在突触前和突触后均有交互作用。NANC 神经末梢可作用于 α_2 肾上腺素能受体和 NPY 受体，从而抑制性调节 NA 和 NPY，而交感神经末梢无 NANC 神经递质受体。交感神经递质能抑制 NANC 的传出功能，这与大鼠心房交感神经阻断后 CGRP 神经密度增加相一致。

三、星状神经节阻滞对心脏的影响

1. SGB 对传导系统的影响　心脏的交感神经支配存在偏侧性。Cinca 等的临床研究表明：单侧 SGB 可通过正常的传导通路对逆行传导产生最大的抑制效应，在 5 例患者中有 2 例行左侧 SGB（LSGB）后出现Ⅲ度房室传导阻滞，3例出现房室传导显著抑制，而房室结顺行传导在 LSGB 后只是轻微的延长。在动物实验中，左侧星状神经节切除后 P-R 间期明显延长，而在刺激左侧星状神经节时房室结传导加快。但在 Kashima 等的研究中，P-Q 间期不受 LSGB 或右侧 SGB（RSGB）的影响，这可能是由于交感神经抑制不足，或同时有副交感神经的存在。LSGB 对支配房室结交感神经的抑制作用可能被同时发生的对主要作用在房室结的副交感神经的抑制作用相抵消。RSGB 对房室结及房室传导、房室逆行传导的效应与 LSGB 的效应不对称，甚至表现为相反的效应。这些结果表明，来自两侧星状神经节支配心脏的交感神经存在着不对称性。

另外，在动物实验中还观察到，左侧星状神经节对心脏的神经支配较右侧星状神经节占优势。一方面，切除右侧星状神经节后交感神经节后交感活动增强是由于对在心脏交感神经支配中占优势的左侧星状神经节的反射性刺激所致；另一方面，切除左侧星状神经节后，尽管对右侧星状神经节也产生反射性刺激，但由于右侧星状神经节对心脏的交感神经支配不占优势，仍将出现心交感活动明显减弱。这种单侧 SGB 所产生的不等效应在许多文献中也有报道。

LSGB 对心电图 P-P 间期没有显著影响；RSGB 可使 P-P 间期显著延长。Rogers 等对患者进行了 24 次 RSGB，使心率由（86±5）次/min 降至（72±4）次/min，同时星状神经节穿刺操作本身可引起心率一过性升高。作为对照，对另外 11 例患者进行的 14 次 LSGB 没有引起心率显著减慢，但左侧星状神经节穿刺操作本身可引起心率一过性升高。Cinca 等还观察到，SGB 可改变 Kent 束的逆行传导有效不应期（effective refractory period，ERP），但对 Kent 束的顺行传导 ERP 没有影响，表明交感传出冲动对逆行旁路传导的影响。有人观察到，LSGB 后 Q-T 间期没有显著改变；RSGB 后 Q-T 间期稍延长，与阻滞前比较具有显著性差异。其他研究者也观察到，切除或阻滞左侧星状神经节后 Q-T 间期没有显著变化；而 RSGB 可延长 Q-T 间期，特别在 Q-T 间期延长综合征的患者，Q-T 间期延长更为显著，从而进一步证实此类患者存在着心交感神经异常。

在 Rogers 等的动物实验中，刺激右侧星状神经节后，T 波明显抬高，在刺激后即刻抬高最明显，4~5 min 后消失，Q-T 间期也明显延长；LSGB 后 T 波波幅下降或压低，但 Q-T 间期几乎没有变化或稍缩短。切除单侧星状神经节 15 min 后，T 波波幅下降；切除双侧星状神经节后 T 波呈双相。

左迷走神经主要分布于房室结，受刺激后可致房室传导阻滞。刺激左星状神经节（left stellate ganglion stimulation，LSGS）可致 ST 段下降、T 波高尖和 Q-T 间期延长；刺激右星状神经节（right stellate ganglion stimulation，RSGS）则致 ST 段抬高和 T 波深倒置。下丘脑受刺激 T 波平坦或倒置，U 波明显，亦可有高尖 T 波、ST 段抬高及 P 波、QRS 波群振幅改变。LSGB 可减慢房室结传导，降低电刺激诱发心动过速出现的频率；而加快房室结传导则可提高这种心律失常出现的频率。但在另外一些研究中，LSGB 只是中等程度减低这种心动过速出现的频率。

自主神经的功能改变对心电图的显著影响早已经被认识和肯定。激动、紧张、运动时交感神经兴奋，可使 T 波幅度降低，甚至倒置，迷走神经兴奋时，T 波增高。自主神经功能引起心电图改变的发生率高达 20%~40%。自主神经功能紊乱有多种临床表现，包括头痛、头昏、焦虑、恐惧、烦恼、睡眠差、多梦、记忆减退、血压波动和过度通气等，引起心电图改变多数是 T 波及 ST 段的改变。

交感神经紧张型（sympathicotonia）的心电图改变常表现为：①心率增快；②P 波幅度增高；③P-R 间期缩短；④QRS 时限缩短；⑤T 波幅度降低，甚至倒置；⑥ST 段轻度下移。T 波的前支与压低的 ST 段相连，可形成一种特殊的 ST-T 改变。β 受体过敏综合征患者常有这些心电图改变。

迷走神经紧张型（vagotonia）的心电图改变常表现为：①心率减慢；②P 波幅度降低；③P-R 间期延长；④QRS 时限增宽（与心率有关）；⑤T 波增高；⑥ST 段轻度抬高。迷走神经张力过高引起的早期复极综合征常有上述心电图改变。

动物实验资料显示，右侧交感神经支配左心室前壁，左侧交感神经支配左心室后壁，当刺激或电灼一侧的星状神经节时，能造成传出交感神经对心肌支配的不均衡，引起 T 波的明显改变。同样，左或右星状神经节切除术后或给予强刺激时，都可以引起巨大倒置的 T 波，刺激消除一段时间后，巨大倒置的

T 波可恢复成正常直立的 T 波。

临床资料显示，交感神经过度兴奋多种情况可引起巨大倒置的 T 波。最典型的情况是脑血管意外（尤其是蛛网膜下腔出血）、各种脑血管疾病、各种原因引起的持续时间较长的阿斯综合征之后，均可出现持续数日的巨大倒置的 T 波。这些涉及颅脑自主神经损伤的疾病常伴有交感神经的过度兴奋，以及大量的交感胺释放入血，进一步形成体内的儿茶酚胺骤增。过量的儿茶酚胺刺激下丘脑、星状神经节，引起 T 波的改变及 Q-T 间期的显著延长，过量的儿茶酚胺还可以直接作用心室肌，使心肌复极过程明显受到影响。

2. SGB 与心脏功能　众所周知，激活心交感神经可加快心率，使心肌收缩性增强。左心室后基底部主要由与冠状动脉左旋支伴行的左侧交感神经支配，左心室前尖部则主要由与左冠状动脉前降支伴行的右侧交感神经支配。因此，单侧 SGB 将产生心脏局部心肌去神经支配作用，从而减弱被阻滞侧的交感神经所支配心肌的收缩性。不同区域心肌收缩性的差异将造成整个左心室壁运动的不一致，并减弱其做功。

在健康犬实验中，LSGB 可明显减弱左心室后基底部心肌收缩性。LSGB 通过左心室后壁急性去神经支配作用，从而使左心室后壁在心动周期中运动延迟，但左心室后壁运动时间并没有改变。因此而造成的左心室协调障碍增加也与 LSGB 对左心室前、后壁局部心肌功能的不同效应相一致。由于左心室局部区域心肌收缩性下降和左心室协调障碍，整个左心室收缩功能减弱，这具体反映在左心室压力变化最大速率下降和左心室收缩时间延长；同样，左心室压力变化最小速率下降和左心室等容压力衰减时间常数（τ）的延长说明左心室舒张功能也减弱。

一般来说，τ 决定于三个独立因素，即负荷条件、能量供应系统的失活及前两者在左心室内的不均匀分布。当后负荷增加时，如果 β 肾上腺素能紧张度减低及左心室室壁运动不一致，τ 就延长。LSGB 后 τ 延长有两个不同的机制：①LSGB 引起的左心室室壁运动协调障碍所致，这一现象已被认为是决定心室舒张功能的一个强有力的独立因素；②由于左心室舒张依赖于一定的 β 肾上腺素能神经紧张度，左心室局部去交感神经支配可延缓该区域心肌舒张，从而使整个左心室的等容舒张期延长。另一方面，LSGB 后造成的后负荷下降产生相反的效应，有加快心肌舒张的作用。

最近的研究表明，RSGB 后左心室前间壁心肌收缩性减弱，导致左心室前间壁在心动周期中运动延迟；刺激单侧星状神经节时，该侧星状神经节发出的交感神经所支配的左心室室壁局部心肌收缩性增强，导致该部分室壁运动在心动周期内提前。不管是刺激单侧星状神经节引起的左心室室壁局部运动提前，还是单侧去交感神经后左心室室壁局部运动延迟，均导致左心室室壁运动协调障碍。因此认为单侧 SGB 后左心室舒张功能减弱可能是由于左心室局部室壁 β 肾上腺素能神经紧张度下降和左心室协调障碍增加所致。而阻滞交感神经引起的周围血管扩张则可引起后负荷减少，产生相反的效应，加快心肌舒张。

单侧 SGB 后左心室等容收缩期延长可导致左心室舒张功能减弱；同时，单侧 SGB 后左心室收缩期延长导致的整个左心室舒张期缩短，将使左心室舒张功能进一步减弱。由于上述两个机制的作用，单侧 SGB 后左心室充盈时间和左心室舒张期冠脉灌注期均缩短。

另有研究结果提示，单侧 SGB 后左心室收缩和舒张功能均减弱；而刺激单侧星状神经节时，左心室的收缩功能和舒张功能的变化却存在一定的差异。

LSGB 时，左心室收缩功能增强，但其舒张功能却没有变化；而 RSGB 时，左心室舒张功能却减弱。刺激星状神经节对左心室舒张功能的影响可由以下两种机制解释：①左心室室壁运动协调障碍；②刺激星状神经节引起的全身性变化可能导致左心室后负荷增加。但 Gwirtz 等观察到，从冠状动脉左旋支注射去甲肾上腺素只影响该动脉所供应的局部心肌功能，故此认为单侧交感神经紧张度增加时左心室舒张功能减弱的主要原因是左心室协调障碍增加，而不是左心室后负荷的继发性变化所致。

一般来说，左、右侧交感神经对心脏的偏侧支配可产生相似的效应，但两者的血流动力学反应却不同：LSGB 时左心室收缩功能增强的程度较 RSGB 时为大，而对左心室舒张功能的影响却较刺激右侧星状神经节时小。与之相似，LSGB 后左心室收缩功能和舒张功能减弱的程度均比 RSGB 后为大。阻滞左、右侧交感神经所产生的效应不同很可能是因为在左心室的交感神经支配中，左侧较右侧占优势。

在另外的研究中，LSGB 或 RSGB 后心排血量没有显著变化，这说明对于健康的实验犬，单侧 SGB 后左心室功能的异常变化仍在代偿范围内。严重的心脏病患者往往只有较小的代偿范围。对于这些患者，阻滞单侧交感神经后左心室舒张期缩短及等容舒张期延缓与其血流动力学效应具有一定的相关性，特别是在左心室收缩功能衰竭之前已存在左心室舒张功能不全的患者。在这种情况下，全身交感神经系统紧张度的任何代偿性增加必将会加强阻滞侧交感神经对所支配的心肌的影响，从而使左心室协调障碍进一步加重，减弱其舒张功能。

第三节　星状神经节阻滞与脑血管系统

一、脑血管的神经支配

1. 脑血管的神经分布　脑血管接受双重神经支配，脑的动、静脉都有很多神经纤维包围。其中无髓鞘神经纤维传导血管运动冲动；有髓鞘神经纤维属感觉纤维，牵拉这些纤维会引起疼痛。脑的白质动脉和小动脉有很多神经纤维分布，它们来自脑干中的去甲肾上腺素能神经元。中枢神经系统中灰质比白质具有更加丰富而密集的血管分布，这与灰质较高的代谢率相适应。

已经证实脑内毛细血管上有肾上腺素能和胆碱能神经纤维分布，前者可能起源于中枢 NA 神经元，后者可能起源于脑内副交感中枢。毛细血管上的神经末梢十分接近脑毛细血管的周围细胞和内皮细胞。周围细胞可能是一种未分化的平滑肌细胞，它们含有收缩蛋白、肌凝蛋白和肌动蛋白，在神经的作用下，它们具有收缩毛细血管的作用。毛细血管上的神经不但有运动神经的功能，而且还有影响毛细血管通透性的功能。

超微结构的研究发现，脑血管上的神经纤维位于血管壁的外膜或内膜与中层交界处，不穿过血管壁的平滑肌细胞。轴突末梢缺乏施万（Schwann）细胞，外形膨大，内含许多小泡。这些小泡的直径为 0~100 μm，有的小泡含有颗粒，有的小泡不含颗粒。这些颗粒为储存 NA 的部位，含有颗粒小泡的轴突是肾上腺素能纤维，不含颗粒小泡的轴突是胆碱能神经纤维。

2. 脑血管的神经纤维与神经递质　至今人们已肯定了脑血管周围含 NPY、VIP、SP 和 CGRP 的神经纤维与脑血流调节有关，具有相同血管效应的肽类递质与经典的神经递质或其他肽类递质共存于同一神经元中，肽类递质 NPY 与 NA 共存于交感神经系统中，具有缩血管效应；肽类递质 VIP 与 ACh 共存于副交感系统中，具有舒血管效应；感觉神经系统内有 SP、CGRP 及其他一些递质共存，具有复杂的血管效应。

（1）肾上腺素能神经纤维：荧光组化研究证实，人和动物脑血管上有较丰富的肾上腺素能神经纤维分布。以脑底动脉环的主要动脉及其分支上最密集，基底动脉、椎动脉、大脑表面的微小动脉及静脉壁等均有分布，这些纤维一直分布到直径 15~20 μm 的血管上，动脉较静脉丰富，颈内动脉系统较椎基底动脉系统丰富，大血管较小血管丰富。一般认为肾上腺素能神经起源于颈上神经节。阻断或切断颈上神经节后，动脉壁及其周围的特殊儿茶酚胺荧光消失。脑实质内肾上腺素能纤维沿着微小动脉分布，其主要起源于脑干蓝斑和其他肾上腺素能神经元。

（2）胆碱能神经纤维：脑血管上有副交感胆碱能神经纤维分布，部分节前纤维通过岩神经至蝶腭神经节和耳神经节。胆碱能神经元在脑内广泛分布，在局部发挥调节脑血管的作用。免疫组化研究证实，在许多脑区含有乙酰胆碱转移酶的神经纤维末梢与脑血管紧密相连。乙酰胆碱和拟胆碱药物能引起脑动脉扩张，这是由于乙酰胆碱作用于血管内皮细胞，导致 NO 释放所致。

（3）肽能神经纤维：免疫细胞化学研究表明，在脑大动脉周围有丰富的肽能神经支配，通常动脉的神经支配较静脉丰富。近年来，逆向轴突示踪和去神经支配方法揭示了肽类神经纤维的起源和支配范围。交感神经系统中的主要肽类递质是 NPY；副交感系统是 VIP、PHI；感觉神经系统内是 SP、NKA、

CGRP 及其他。采用连续或双重免疫染色技术，可以发现一个神经元中可有经典递质与神经肽共存。

1）NPY：在猫、人等脑动脉上发现了致密的 NPY 免疫反应神经纤维丛。免疫电镜及免疫组化研究可见豚鼠脑血管 NPY 纤维呈螺旋状，NPY 免疫反应神经末梢近似动脉平滑肌细胞，提示 NPY 纤维与血管运动功能有关。逆向示踪和去神经支配实验表明，大部分 NPY 纤维与 NA 共同起源于颈上神经节，少部分与 VIP 共同起源于某些副交感神经节。此外，采用双重免疫染色技术证实，NPY 与 NA 确实共存于交感神经节内神经元的亚细胞结构中。

2）VIP 和 PHI：二者来自同一前体分子，它们的结构和功能有许多相似之处，同属胰高糖素-促胰液素家族。脑血管富含 VIP 神经纤维，在某些动物种属，Willis 环前段的 VIP 纤维密度较后段更高。利用去神经支配和逆向示踪方法，显示鼠脑血管 VIP 神经起源：①蝶腭神经节、耳神经节（支配 Willis 环及其前后支）；②颈内动脉小神经节（纤维投射至颈动脉窦和颈内动脉的颅内段）。VIP、PHI 在中枢起源和支配范围基本相同，它们在副交感神经元中共存。研究发现部分 VIP 纤维与 ACh 共存。

3）SP、NKA 和 CGRP：分子生物学的研究发现，存在 3 种不同的 SP 前体，即 α、β 和 γ 速激肽前体原（preprotachykinin，PPT）A，α-PPT 仅生成 SP，而后两种 PPT 通过蛋白水解酶的切割，可生成 SP 或 NKA。免疫细胞化学研究表明，它们共同起源于感觉神经元，具有近似的功能。脑血管被中等密度的网络状 SP 纤维包裹，其末梢远离血管平滑肌细胞，这与 SP 作为初级感觉神经元中主要肽类递质相符。逆向示踪与去神经支配实验表明，脑血管感觉神经纤维主要源于三叉神经节，其他来自颈静脉结节和颈水平的背根神经节。用高效液相层析放免法测定脑动脉提取物，其中含 CGRP 样物质。免疫组化研究发现，脑动静脉上均有密度不一的 CGRP 神经纤维，脑动脉周围 CGRP 纤维有网络状和螺旋状两种，其末梢与血管平滑肌细胞的距离远近不一。手术切除三叉神经节或给予辣椒素，同侧血管周围 CGRP 免疫反应神经纤维数量明显下降，甚至完全消失。从超微结构中发现，三叉神经节细胞内和脑血管外膜的神经纤维中 CGRP 和 SP 共存于一个大致密囊泡中。另外发现，在脑延髓腹侧核内，5-HT 与 SP 在神经元中 60~90 nm 的致密囊泡中共存，这种脑干起源的 SP 纤维可能分布于脑小动脉和毛细血管上。

（4）其他递质或调质：研究表明某些动物软脑膜血管壁上有 GRP 免疫反应神经纤维。另有形态学证据表明，鼠和猴脑中存在颅内源的 CCK 纤维与皮质神经元交通，又投射至皮层小动脉周围。有些纤维直接伸入到微血管的基底层。这种颅内大动脉 CCK 纤维起源点可能是三叉神经节。研究表明，几乎所有脑动脉分支上均能见到 NOS 神经纤维。脑血管的前半部分 NOS 纤维较后半部分多，染色密度高，各动脉分支近端较远端多。蝶腭神经节富含 NOS 阳性细胞，提示脑血管上的 NOS 阳性神经纤维可能来自蝶腭神经节，NOS 阳性神经纤维在脑血管上形成不规则网状结构。另外，GABA 是在人脑内广泛分布的一种抑制性神经递质。

3. 颈交感神经节后纤维在脑血管的分布　颈内动脉和椎动脉的交感神经纤维来自交感链的星状神经节和颈上神经节。副交感神经纤维来自面神经，中途通过膝状神经节和岩浅大神经。

（1）颈上神经节节后纤维的分布：Edvinsson 等对猫进行了颈上神经节切除术，发现术后 1 周脑血管 NPY 能神经纤维基本消失。Alafaci 等对沙土鼠做一侧颈上神经节切除术后，发现同侧脑血管颈内动脉系的神经肽能神经纤维全部消失，而对侧的颈内动脉系血管的 NPY 能神经则不受影响，在切除双侧颈上神经节后双侧颈内动脉系血管的 NPY 能神经纤维全部消失。他们认为脑底血管一侧颈内动脉系的 NPY 能神经来源于同侧颈上神经节。

（2）星状神经节节后纤维的分布：一般认为，由颈下神经节或星状神经节发出的交感神经纤维分布于脑底动脉——椎—基底动脉系的大脑后动脉。林雪群等应用免疫组织化学技术抗生物素—生物素—过氧化物酶复合物法和神经节切除术观察了椎动脉、基底动脉系主要动脉分支 NPY 能神经纤维的起始核团。结果表明，大鼠一侧星状神经节发出的 NPY 能神经纤维分布于同侧椎动脉颅内段、基底动脉和双侧小脑上动脉，即大鼠脑血管椎—基底动脉系 NPY 能神经纤维主要起源于星状神经节而与颈上神经节关系不大。

据以上研究表明，颈上神经节的节后纤维主要分布于颈内动脉系的血管，颈中神经节、星状神经节节后纤维主要分布于脑血管椎—基底动脉系的血管。

二、自主神经对脑血管的调节

多年来，人们一直认为局部脑血流的调节一般与局部能量代谢水平一致，但同时也注意到脑血管上的神经纤维及其递质对脑血管的调节。脑血管神经被肯定具备血管效应已有几十年，20世纪70年代中期又找到了肽能神经调节脑血流的证据。其中NPY在整体和离体实验中都是一个强烈的缩血管神经肽，能减少脑血流量；而VIP、PHI、SP、NKA和CGRP通过不同的机制使脑血管舒张，增加脑血流量。

1. 肾上腺素能神经对脑血流的调节　电刺激交感神经能使脑血管轻度收缩，交感神经有一定的维持脑血管基本张力的作用。交感神经对脑不同部位脑血流量的影响程度不同。切除颈上神经节能使脑的去神经部位血流增加60%，刺激颈交感神经，脑的前部血流量平均下降12%，这表明交感神经对脑底动脉环前部分支影响更大。此外，脑血管上交感神经分布的密度与其对脑血流的影响程度有关，例如尾状核的小动脉富含交感神经纤维，为外侧膝状体的2~3倍，刺激交感神经时，尾状核的血流量减少25%，而外侧膝状体仅减少15%；阻断交感神经后，尾状核血流量的增加较外侧膝状体显著。多数人认为在正常情况下交感神经对脑血流的影响很小，在高血压时发挥脑保护作用，以防止脑过度灌注。

2. 胆碱能神经对脑血流的调节　副交感神经受刺激释放ACh，与NO和VIP共同作用于血管内皮细胞和平滑肌细胞，使脑血管扩张。据研究推测，第Ⅲ、Ⅶ、Ⅸ脑神经可能有副交感神经纤维支配血管。胆碱能神经元在脑内广泛分布，发挥局部调节脑血管的作用。

3. 中枢神经对脑血流的调节　研究表明，刺激中脑的网状结构，能使脑血管扩张，扩张的程度与吸入8%的CO_2相同。电刺激所引起的脑血流增加非常迅速，平均潜伏期4~5 s，此效应不受$PaCO_2$和切断颈交感神经的影响。脑干中蓝斑的神经元有纤维发出分布于脑血管上，具有调节脑血流的作用。刺激或毁损蓝斑对脑血流的影响尚有不同报道，一般认为，刺激蓝斑能引起脑内小动脉上的神经末梢释放NA，引起血管阻力增加，脑血流减少；毁损蓝斑可引起下丘脑室旁核、丘脑前腹核及顶叶NA显著减少。电刺激小脑顶核，引起血管扩张，脑血流增加，该效应并不受代谢因素影响，相反刺激延髓网状结构，引起脑代谢增加，从而导致局部脑血流量增加。

4. 肽能神经对脑血流的调节　近年来研究发现，肽能神经在调节脑血流方面起重要作用。其中，NPY在离体和在体实验中都是一个强烈的缩血管神经肽，能减少脑血流量。而VIP、PHI、SP、NKA和CGRP通过不同的机制引起脑血管扩张，增加脑血流量。

（1）NPY：对脑血管的收缩作用极强。它除对脑血管的直接作用外，还可加强其他缩血管物质（如NA）的反应性，甚至从颈内动脉给予大剂量NPY，会造成皮质血流长时程（至少2 h）、大幅度（达98%）的减少。NPY的作用位点在突触后膜，并可抑制环腺苷酸（cyclic adenosine monophosphate，cAMP）生成与开放脑动脉肌层的钙通道。它的收缩作用依赖于细胞外的钙离子。应用钙离子拮抗剂或降低细胞外钙离子浓度，可显著抑制其收缩效应。NPY的收缩血管作用不依赖于氧化代谢效应，这种肽可能在脑血管调节中起重要作用。

（2）VIP/PHI：通过作用于特异性受体，VIP在整体和离体实验中均表现出舒张脑动、静脉的作用并能增加脑血流量。VIP和PHI作用于脑血管平滑肌的相同受体作用位点或作用机制相同。这种舒张效应与血管腺苷酸环化酶的激活一致，且不依赖于内皮的完整性。

（3）SP/NKA：速激肽类的SP、NKA、NKB对预收缩的脑动脉产生浓度依赖性血管舒张效应。尽管这种血管舒张作用有种属差异，但速激肽中SP作用最强，去除内皮细胞可使它们的扩血管作用消失，其舒张效应还能被SP阻滞物质Spantide拮抗。

（4）CGRP：脑血管周围感觉神经的激活可引起多种神经肽（速激肽类和降钙素基因相关肽）的释放。实验表明，CGRP是体内已知最强的扩血管物质。离体脑动脉研究证实了CGRP的舒张血管作用，在体实验中，CGRP对经$PGF_{2\alpha}$预收缩的大脑中动脉和软脑膜动脉产生剂量依赖性扩张，这种扩张不依赖内皮的完整性，且与血管型腺苷酸环化酶的活性相一致。实验证明，三叉脑血管系统可能参与某些脑血管的异常收缩（如蛛网膜下腔出血）时脑血管直径的复原，在这一效应中，CGRP 对抗血管收缩的作用较速激肽更为重要。

（5）CCK：脑组织富含 CCK。CCK 神经元的突起不仅与其他神经元，而且与脑微血管紧密相连，一些突起直接深入到微血管的基底层。CCK 在软脑膜血管及 Willis 环中含量很少，它对基底动脉无直接舒缩作用，CCK 可能不是通过对脑内大血管的直接作用来影响脑血流及其调节，而是通过存在血脑屏障的微血管部位发挥其对脑血流和脑代谢偶联作用。

（6）NO、腺苷与 GABA：现已公认 NO 是一种传递细胞内和细胞间信息的化学信使，并存在于脑内 NANC 神经元和血管内皮细胞及平滑肌细胞内。NO 能介导神经元活动和区域性脑血流（regional cerebral blood flow，rCBF）的偶联，能调节皮质 rCBF 的变化。血管内皮的 NO 具有扩张脑血管、增加脑血流的作用。腺苷通过作用血管型 A_2 受体使 cAMP 生成，引起血管扩张，增加脑血流量。脑血管有两种 GABA 受体：一种是突触后具有血管扩张作用的 $GABA_A$，另一种是对交感纤维有突触前抑制作用的 $GABA_B$，各种动物脑动脉含 GABA 能神经纤维，有一定调节脑血流的作用。

三、星状神经节阻滞对脑循环的影响

1. 对脑血流速度的影响　SGB 后的脑血流速度改变存在争议。一些研究发现，颈动脉和椎动脉血流速度在 SGB 后发生改变。有人测量了 SGB 后颈动脉和椎动脉的血流速度的改变，结果发现 SGB 后同侧颈总动脉的血流速度显著增加而椎动脉没有改变，对侧的颈总动脉和椎动脉的血流速度没有改变。颈交感神经阻滞后用血管造影术发现脑循环时间增加，说明了脑血流速度减少。经颅多普勒超声评价 SGB 对同侧大脑中动脉血流速度、估计脑灌注压、零流量压力、二氧化碳反应性和大脑自身调节的影响，结果发现 SGB 后同侧大脑中动脉血流速度显著减少、脑灌注压显著增加、零流量压力显著减少、二氧化碳反应性和大脑自身调节没有显著性改变。

2. 对脑血流量的影响　SGB 后的脑血流量改变也存在争议。SGB 对在正常氧分压和异常氧分压状态下脑血流量的影响的实验结果显示，至少在神经学上正常的人，无论在正常或高压氧分压状态下单侧 SGB 不会改变脑血流量和它的区域分布。这也表明了颈交感神经阻滞不能阻止高压氧状态下脑血流量的减少。实验研究发现，SGB 可以产生与静脉注射 PGE_1 一样的扩血管增加血流的作用。缺血性视神经病的患者 SGB 后增加视觉诱发电位和眼动脉、颈内动脉的血流量。颈硬膜外阻滞不影响脑循环，而第 6 颈椎横突行 SGB 增加脑血流量可能是局麻药到达了颈上神经节并阻滞之。而没有阻滞颈上神经节的经第 6 颈椎横突行 SGB 不影响脑循环，而只是扩张颅外的血管。

3. 改善脑血管痉挛的研究　对蛛网膜下腔出血后脑血管痉挛患者的研究发现，应用颈交感神经阻滞可提高脑灌注。延迟性缺血性神经功能障碍的患者，通过血管造影证实有血管痉挛，通过注射局麻药阻滞上行颈交感链，发现所有患者在血管造影中证实脑灌注明显提高，但血管口径没有明显改变。研究认为轻到中度的患者可以从颈交感神经阻滞中获得较好的治疗效果。颈交感神经阻滞可以作为脑血管痉挛的辅助治疗以改善脑灌注，阻止脑血管痉挛的患者神经症状的进一步恶化，并可改善症状。Gupto 等也进一步指出，SGB 后产生的效应可能在特定的临床环境中改善脑血管痉挛的治疗中是有益的。

SGB 改善脑血管痉挛的可能机制：①抑制交感神经过度兴奋。血中去甲肾上腺素是反映交感神经活性的敏感指标。Bonvento 等在大鼠颈交感神经离断术模拟人的 SGB 的实验中发现，颈交感神经离断术可以降低脑底动脉环动脉血中去甲肾上腺素的含量。王贤裕等还发现，动物致痛后，血浆去甲肾上腺素的含量明显升高，而应用布比卡因进行 SGB 后血浆中去甲肾上腺素的含量明显下降。临床研究发现 SGB 对全麻气管插管时的应激反应具有一定的抑制作用，插管时及其后 2.5 min 时的收缩压、平均动脉压、心率、收缩压×心率的积反应程度明显减低，并能减少术中麻醉药用量，具有加强镇痛、稳定循环的作用。②调节收缩和舒张脑血管物质的比例失衡研究发现，星状神经节节后纤维可调节和分泌 NOS，动物实验证明，在星状神经节处用内皮素 β 受体激动剂，或用星状神经节阻滞剂六烃季胺可增加其神经末梢分泌 NOS。Steinle 等观测到副交感神经兴奋可以减弱 NOS 抑制剂的作用。Khatun 等发现，在高的交感

神经活性的情况下，NO 的生成减少。全守波等研究表明，SGB 后降钙素基因相关肽的血浆含量明显升高。他们应用微量泵持续给予布比卡因实施 LSGB，可降低家兔全脑缺血—再灌注损伤后血浆内皮素的上升幅度，升高降钙素基因相关肽的血浆含量，改善内皮素与 CGRP 的平衡失调。另外，Hargreaves 等报道，NA 可抑制 CGRP 的释放，α 肾上腺受体阻断剂可刺激 CGRP 的释放。

第四节　星状神经节阻滞与呼吸系统

支配肺的神经主要由迷走神经和上 6 个胸交感神经节的纤维组成。迷走神经和交感神经纤维形成肺神经丛包绕在支气管和细支气管的周围，副交感神经埋于神经纤维丛鞘中。迷走神经的传出支可使支气管平滑肌收缩，使血管扩张；迷走神经也控制支气管黏液腺的活动；迷走神经的传入支输送由牵张感受器传来的冲动。交感神经有扩张支气管的纤维。控制血管的交感神经纤维的分布尚不清楚。膈神经在肺内的分布亦不甚清楚。

支气管的自主神经支配很复杂，除以前所了解的胆碱能神经、肾上腺素能神经外，还存在 NANC 神经系统。支气管哮喘与 β 肾上腺素能受体功能低下和迷走神经张力亢进有关，并可能存在有 α 肾上腺素能神经的反应性增加。NANC 抑制神经系统是产生气道平滑肌松弛的主要神经系统，其神经递质尚未完全阐明，可能是 VIP 和（或）组胺酸甲硫氨酸肽，而气道平滑肌的收缩可能与该系统的功能受损有关。NANC 兴奋神经系统是一种无髓鞘感觉神经系统，其神经递质是 SP，而该物质存在于气道迷走神经化学敏感性的 C 类传入纤维中。当气道上皮损伤后暴露出 C 纤维传入神经末梢，受炎症介质的刺激，引起局部轴突反射，传入神经侧索逆向传导，并释放感觉神经肽，如 SP、神经激肽、降钙素基因相关肽，结果引起支气管平滑肌收缩、血管通透性增强、黏液分泌增多等。近年的研究证明，NO 是人类 NANC 的主要神经递质，而内源性 NO 对气道有双重作用，一方面它可以松弛气道平滑肌和杀伤病原微生物，在气道平滑肌张力调节和肺部免疫防御中发挥重要作用；另一方面局部大量 NO 产生又可加重气道组织损害而诱发气道高反应性（air high reaction，AHR），其作用可因局部组织浓度及靶部位不同而异，调节气道 NO 的生成可能有益于哮喘治疗。

肺和支气管树的神经纤维支配与哮喘和慢性支气管炎的发病有着十分密切的关系。

（1）传入神经纤维：肺和呼吸道传入到神经中枢中的神经主要为迷走神经的传入纤维，在呼吸系统它有数种"感受器"（接受刺激的神经末梢器官）。①刺激感受器：分布在支气管和不同口径的中小细支气管，它们能感受各种物理、化学的刺激（如煤烟味、粉尘及化学气体等）。②咳嗽反射感受器：分布在咽喉与气管上端，它们受到刺激后主要能引起咳嗽反射。③张力感受器：分布在无数肺泡内，能感受肺泡扩张或水肿等的刺激。

除了以上三种外，还有：①在鼻咽部和鼻窦黏膜上有通过三叉神经和舌咽神经传入的感受器。②在颈动脉分支或颈内外动脉的分支处尚有能敏锐地觉察血液中二氧化碳分压的化学感受器和感受血管张力的压力感受器。它们虽然并不位于支气管内，但受到刺激兴奋后和上述分布于肺、支气管内的感受器一样，都能反射性地再通过副交感神经传出纤维兴奋呼吸道，促成哮喘的发作。

（2）副交感神经传出纤维：呼吸道的主要副交感神经也是迷走神经，它们能自脑部的神经中枢发出兴奋性冲动，当冲动传到神经末梢时释放出神经递质，作用于分布在支气管平滑肌、腺体和血管壁上的相应的受体，使这些器官发生效应，而致支气管平滑肌收缩、腺体分泌和血管充血、黏膜肿胀。

（3）交感神经传出纤维：它们的末梢分布在各级气管和支气管，当交感神经发生兴奋性冲动后，能在其末梢释放出肾上腺素等递质，作用于相应的受体，产生生理效应，其效应与副交感神经的作用正相反：能舒张支气管平滑肌，抑制腺体分泌，并使小血管收缩，黏膜肿胀消退。

神经肽与哮喘病的关系较为密切，如 SP、NKA、NKB、CGRP 等均通过对气道炎症、气道平滑肌痉挛、气道内微血管渗出和气道高分泌的调控参与了哮喘病发病的调节。

临床上观察到，SGB 可以治疗支气管哮喘，机制可能是通过 NANC 神经系统而实现的。

另外的研究发现，星状神经节阻滞后，缺氧性肺动脉高压家兔的平均动脉压降低，CGRP 水平升高，内皮素水平下降，NOS 水平升高。其机制与星状神经节节后纤维分泌内皮型一氧化氮合酶（endothelial nitric oxide synthase，eNOS）有关，星状神经节阻滞有可能成为缺氧性肺动脉高压的一种治疗方法。

第五节 星状神经节阻滞与消化系统

一、食管与胃的神经支配

食管主要由迷走神经和交感神经支配，二者交错形成神经丛共同支配食管。颈段食管的交感神经来自咽丛、颈上、颈下的交感神经节纤维；胸段食管交感神经纤维源于颈下神经节或星状神经节；膈肌以下胃结合部食管的交感神经纤维来自内脏大、小神经。交感神经组成胸段腹段食管神经丛，由丛发支进入食管壁。

1. 食管上括约肌（upper esophageal sphincter，UES） 支配 UES 的神经主要来自咽丛。动物实验提示，咽丛中的咽食管支可能为环咽肌的主要运动神经；交感神经支配黏膜血管和腺体。咽丛有许多纤维系非自主性质，为支配横纹肌的特殊内脏神经纤维，终止于咽壁横纹肌纤维的运动终板。UES 对吸气或用力扩张产生收缩反应，对嗳气或呕吐产生松弛反应。

2. 食管体部 颈段食管肌肉为横纹肌，神经胞体位于疑核，属于躯体运动性。胸段以下的肌肉为平滑肌，由迷走神经背核支配。动物实验证明，破坏犬（食管全部由横纹肌构成）的疑核和猫的疑核与迷走神经背核，引起一种失弛状态，食管丧失蠕动前进的能力。大鼠的膈下迷走神经用辣根过氧化物酶（horse radish peroxidase，HRP）逆向示踪发现，神经元存在于疑核及其尾侧的网状结构和迷走神经背核。前向示踪显示膈下迷走神经传入分布于孤束核背内侧邻近最后区（area postrema，AP）；与逆向示踪不同，前向示踪可见传入为双侧投射，但对侧的 HRP 较弱。前向和逆向示踪实验发现孤束核与疑核间有相互的神经投射。孤束核内也有神经纤维相互联系。迷走神经对食管的支配比交感神经更加主要。迷走神经的感觉神经元分布在整个食管中。一项研究提出，食管的迷走传入纤维分三类：传导黏膜刺激的黏膜感受器、传导环状张力的张力感受器、既传导黏膜刺激又传导张力的黏膜张力感受器。当感受器受到刺激时，将信息沿迷走神经传至脑干的孤束核和迷走神经背核，孤束核主要负责接收传入信息，而迷走神经背核向迷走神经节前传出神经发送命令。孤束核和迷走神经背核共同构成了迷走神经背核复合体，它将信息向大脑和脑干的中枢投射，也是大脑下传命令的必由通路。

食管纵行肌与环行肌之间有明显的肌间神经丛（Auerbach 丛），其中有运动、感觉和中间神经元的细胞体。运动性神经元包括两种不同的细胞，一种是以乙酰胆碱和 SP 为神经递质的胆碱能神经元，属兴奋性神经元，通过释放 ACh 引起平滑肌收缩；另一种为非肾上腺素能非胆碱能（NANC）的抑制性神经元，研究发现，这些神经元含有血管活性肠肽（VIP）和神经源性一氧化氮合酶（neuronal nitric oxide synthase，nNOS），称为氮能神经元。在平滑肌，一般认为肠神经元是迷走神经和平滑肌之间的中间神经元，在横纹肌中的作用不太清楚。食管平滑肌中的肌间神经丛神经节比横纹肌中要多，但与消化系统其他部位相比，神经节不但体积小，而且密度也小得多。另一个神经丛为黏膜下神经丛（Meissner 丛），位于黏膜肌层和内环肌之间。实验发现，离体食管平滑肌能引起收缩，壁外去神经的食管能产生蠕动性收缩，都与黏膜下神经丛的作用有关。

3. 食管下括约肌（lower esophageal sphincter，LES） LES 的交感传入部分细胞体在脊髓胸腰水平的背根神经节，在病理状态下传入神经局部可以释放神经递质，如食管酸刺激可以使传入神经释放 SP，激活局部内脏神经回路引起 LES 松弛。迷走传入被认为传导非痛觉刺激，相对于交感传入，LES 通过迷走神经传入的比例更多。目前没有证据表明迷走神经传入能释放如上所述的 SP。Sang 等在研究电刺激左侧咽上神经引起的吞咽反射中，发现可能参与反射的神经核团有孤束核、小细胞网状核、最后区（AP）、疑核的运动神经元和迷走神经背核。进一步划分，孤束核间质部、中央部、背内侧部，疑核的半致密区、疏松区，迷走神经背核尾侧部参与口咽蠕动与 LES 舒张；孤束核中央部、疑核致密区、迷走神经背核的嘴侧和尾侧参与食管蠕动和 LES 反射。尽管内脏交感神经的活化可以通过 α 肾上腺素受体引起 LES 松弛，LES 的神经支配主要来自副交感神经。LES 静息压取决于兴奋和抑制影响的平衡，LES 舒张是胆碱能兴奋神经元对平滑肌作用下降与非肾上腺素能非胆碱能通路兴奋的共同结果。迷走神经由节前乙酰胆碱能纤维组成，与兴奋性（胆碱能）和抑制性（NANC）神经元形成突触分别介导 LES 张力的增加和减低。因为神经递质的释放，电刺激迷走神经产生三相 LES 的反应——快速舒张，然后是短暂的收缩，接下来是持续的舒张。阿托品由于阻断毒蕈碱受体能抑制其兴奋效应。

4. 胃　主要受迷走神经支配，左、右迷走神经在贲门的腹、背面所分出的胃前、后支，都沿着胃小弯走行，其最后的终末支在距幽门 5~7 cm 处进入胃窦，分支较多称为"鸦爪"。进入胃壁内的迷走神经节前纤维与肌间神经丛的神经细胞形成突触，所发出的节后纤维与黏膜下神经丛的神经细胞相突触，在丛内构成无髓鞘的神经纤维网，由此网发出的纤维支配靶细胞（平滑细胞和腺细胞等），其中一部分节后纤维释放乙酰胆碱，它与靶细胞的 M 受体结合而引起反应；另一部分节后纤维可能通过释放肽类或嘌呤类物质而起作用。

支配胃的交感神经节前纤维与腹腔神经节内的神经元相突触，其节后纤维随动脉分支进入胃壁，末梢分布到平滑肌、血管和腺细胞；或经壁内神经丛换元后再支配靶细胞。这些节后纤维可包括肾上腺素能纤维、胆碱能纤维和肽能纤维，通过释放不同物质而影响消化活动。

壁内神经丛包括大量的神经节细胞和神经纤维。后者包括外来的神经纤维（交感和副交感）和内在的神经纤维（壁内神经丛中神经节细胞的突起，它可在丛内延伸几厘米），可与同一神经节或远处神经节的神经元相突触，这些神经元或神经节细胞可包括感觉、整合（中间）和运动神经元。壁内神经元除了胆碱能和肾上腺素能神经元以外，还有 5-HT 能、嘌呤能和肽能神经元，它们分别通过释放神经递质或神经调质而发挥作用。

胃的痛觉传入纤维末梢为胃壁的游离神经末梢，随交感神经传入的感觉纤维经椎前神经节（不形成突触）穿行于交感干及其神经节（不形成突触），经白交通支与脊髓第 7~9 胸节相连，其中枢支经后根入后角。由脊髓后角（或孤束核）发出的上行传导束至丘脑，再投射到大脑皮质产生痛觉。部分感觉纤维入脊髓后，可直接或间接与同侧或对侧侧角的交感神经元和前角运动神经元形成突触，从而组成内脏—内脏反射和内脏—躯体反射的反射弧。如内脏病变往往可引起一定区域的皮肤发红、出汗等自主神经症状（内脏—内脏反射），急腹症时可引起腹肌的强烈收缩（内脏—躯体反射）。

二、神经对胃肠活动的调控

一般认为，神经系统对胃肠道的调控通过三个层次的相互协调作用实现。①孤立于大脑之外的神经系统——肠神经系统（enteric nervous system，ENS）的局部调控；②椎前神经系统调控，其接受和调控来自 ENS 和中枢神经系统（central nervous system，CNS）两方面的信息；③CNS 调控，主要由脑的各级中枢和脊髓在受到内外环境变化时，对传入的各种信息进行整合，由自主神经系统和神经-内分泌系统将其调控信息送到 ENS 或直接作用于肠道效应细胞。

与自主神经对心脏的作用相反，交感神经抑制胃肠的活动，而副交感神经则加强胃肠的活动。当交感神经兴奋性增高时，胃肠分泌和蠕动就受到抑制，出现口干、胃液缺乏、消化不良、食欲减退、上腹不适、打嗝嗳气，甚至恶心呕吐等症状；副交感神经（迷走神经）兴奋性增高时，胃酸分泌增多，蠕动加快，消化亢进，容易发生溃疡病。

三、星状神经节阻滞对胃肠活动的影响

对肠易激综合征患者的研究发现，星状神经节阻滞可纠正胃肠功能紊乱症状，治疗后血浆胃泌素（gastrin，GAS）和胃动素（motilin，MTL）水平发生了显著改变。GAS 和 MTL 是对胃肠功能有重要调节作用的两种激素。GAS 具有促进胃酸分泌、刺激胃肠运动、胃窦收缩和消化道黏膜生长等作用。MTL 作用是促进胃肠运动及胃肠道对水、电解质的运输。

采用束缚-水浸法应激大鼠复制应激性溃疡（stress ulcer，SU）模型，通过大鼠 TCST 模拟人类的 SGB，证实星状神经节阻滞对应激性溃疡具有预防作用。

胃动力障碍包括胃排空障碍（delayed gastric emptying，DGE）和胃排空加速，临床上以胃排空障碍多见，症状包括腹胀、恶心、呕吐、腹痛、胃灼热、食欲减退、嗳气等症状。在常规治疗基础上，应用星状神经节阻滞技术治疗功能性胃排空障碍（functional delayed gastric emptying，FDGE），疗效稳定，复发率低，近期、远期效果均满意。SGB 的作用主要有中枢作用和周围作用两方面，中枢作用通过调理下丘脑的维护内环境稳定功能而使机体的自主神经功能、内分泌功能和免疫功能保持正常；其周围作用是被阻滞部位的节前和节后纤维的功能受到抑制，交感神经过度兴奋状态被改善。通过增强和恢复 CNS、椎前神经系统、自主神经系统和神经-内分泌系统的调控，从而产生治疗作用。

第六节　星状神经节阻滞与免疫系统

人们早已认识到，无论是干扰神经内分泌调节的皮质认知过程（包括长期严重的应激、精神病状态和自主神经系统功能紊乱），还是干扰内分泌系统的正常功能，最终均会影响到免疫系统的功能。近年神经免疫学研究已肯定了这点，并证明神经系统和免疫系统间有明确而密切的联系。

一、免疫系统的神经支配

1. 骨髓的神经支配　骨髓的神经支配起自所在部位相应的脊髓节段。神经经椎体的滋养孔进入骨内，在入骨前先分支：一支支配骨膜，另一支与动脉相伴经滋养孔进入骨髓的中央而支配骨髓，有髓和无髓神经经过一再反复分支，发出许多束与其滋养动脉相伴行。有髓纤维的量较无髓纤维的少，它可单独存在，或在细胞间，也可在无髓纤维的囊内。大部分此类神经支配其骨髓的循环动脉，但也有相当一部分支配负责造血的窦状部和实质成分。

2. 胸腺的神经支配　胸腺在其发育的早期就接受自主神经的支配。胸腺内有迷走神经纤维分布，其实质细胞开始发展成为成年型的胸腺结构，T 淋巴细胞的前体首先迁入胸腺。当胸腺由其起源的颈部下降时，迷走神经的胸腺支于其皮质和髓质交界处继续发展成复杂的神经网。在其发育晚期，由位于颈部和胸部的交感神经链神经节衍化而来的交感纤维于髓质血管周围形成神经丛。

应用免疫组织化学方法已证实，在胸腺内除了主要由副交感性神经支配之外，尚有交感性神经支配。其递质包括：ACh、NA、SP、VIP、SS、血管紧张素、GABA 和钙调素。

胸腺交感神经来源于胸交感神经链的星状神经节或锁骨下襻。交感神经以神经束通过胸腺的被囊或者与动脉一起进入胸腺中，形成动脉周围神经丛。由神经丛发出的游离神经末梢分布在胸腺的皮质和髓质中，终止在各种细胞的周围，如胸腺细胞、肥大细胞、嗜酸性细胞和皮质自发荧光细胞。电镜研究发现胸腺细胞和肥大细胞都直接与含实心囊泡的交感神经膨体相接触，偶尔在肥大细胞和交感神经膨体间有特异性连合复合体。

3. 脾的神经支配　脾脏主要由源于第 5~9 胸髓内侧柱，经上和下内脏神经的腹腔神经节所支配。迷走神经终止于脾动脉附近，也间接支配脾脏。这些神经于脾内的分布虽因动物种类不同而有所差异，

但其大部分神经与小梁动脉相伴而入实质,一般终止于白髓的小动脉树。不与血管相伴的神经纤维偶也深入白髓,与淋巴细胞密切相伴。脾脏内的儿茶酚胺主要来自体循环,部分由神经系统衍化而来。这样,脾脏有可能起到此种神经递质或激素的储存库作用。

4. 淋巴系统的神经支配　淋巴系统与自主神经系统间存在着明确的局部解剖关系。成人的交感和副交感神经均支配淋巴系统。主要淋巴管道的神经支配:最大的主干胸导管,为迷走神经和肋间神经;乳糜池,为第11胸神经节和左侧内脏神经;下肢的淋巴管,为股神经和于股动脉外膜中行进的淋巴运动纤维。小神经节的形成、胸导管及其他淋巴管周围的外周神经丛均起到淋巴管的神经支配作用。

二、脑–免疫系统的传出通路

脑调节免疫功能的机制很复杂。首先脑可以通过自主神经系统调控免疫功能,其中交感神经起重要作用。如去交感神经支配导致淋巴细胞增殖、巨噬细胞活动及细胞因子生成等过程增强广泛的免疫器官特异性效应。Wan(1993年)证实,应激对大鼠脾脏体液免疫和细胞免疫的抑制效应主要由脾脏肾上腺能纤维介导。此外,SP等肽能神经末梢也参与调节脾脏中的抗体反应。脑还可通过迷走神经调节胸腺淋巴细胞生成和向外周淋巴器官移动等活动。

脑调节免疫系统的另外一个重要机制是神经内分泌途径。下丘脑—垂体—肾上腺(hypothalamus–pituitary–adrenal,HPA)轴是脑调控免疫系统的主要传出通路。Besedovsky(1975年)首先证明了抗原激发后最大抗体生成时的糖皮质激素高峰是由HPA轴的激活所造成。免疫激活后脑内最早的反应是下丘脑NA的活动,导致室旁核神经元合成并释放促皮质素释放因子(corticotrophin releasing factor,CRF),从而促进垂体前叶生成和分泌促肾上腺皮质激素(adrenocorticotropic hormone,ACTH),导致糖皮质激素分泌增加,最终反馈性地抑制免疫活动。Berczi(1991年)发现垂体切除导致免疫细胞增殖抑制,淋巴器官萎缩和几乎所有免疫功能的退化;注射催乳素和生长激素等则逆转这些效应。这表明HPA轴影响几乎所有免疫功能。脑内白细胞介素–1(interleukin–1,IL–1)也可启动免疫调节信号的传出。如Rivest(1992年)向大鼠脑内注射少量IL–1导致肝中急性期蛋白合成及血液中细胞因子水平增加。脑内和外周注射IL–1b都能增强下丘脑室旁核CRF神经元的FOS(一种基因片段)表达,导致大鼠血液中ACTH水平升高。因此认为IL–1作用的最后通路在下丘脑。除HPA轴外,脑内神经肽和细胞因子等也可传导中枢效应到外周免疫系统。

CNS介导的免疫调节包含了不同脑中枢的作用。即刻早基因c–fos在神经细胞接受外界刺激后能迅速而短暂表达,被广泛用做神经元活动变化的标志。外周注射内毒素(lipopolysaccharide,LPS)3 h后,脑干腹外侧延髓、孤束核、臂旁核(parabrachial nucleus,PBN)及蓝斑的少数神经元都出现FOS免疫阳性反应。下丘脑的多个亚核如室旁核(paraventricular nucleus,PVN)及弓状核都有强的FOS表达。同时新皮质、杏仁核、终纹床核(bed nucleus of stria terminalis,BST)、外侧隔区、穹隆下器(subfornical organ,SFO)、最后区(AP)和下丘脑终板血管区(organum vasculosum laminae terminalis,OVLT)也发现大量FOS表达。Ericsson等(1994年)的实验中外周注射IL–1所诱导的脑内FOS表达与此类似,提示上述脑区可能与免疫有关。外周注射IL–1β、IL–2和IL–16均能诱导出下丘脑、海马和前额叶去甲肾上腺素(noradrenalin,NE)、5–HT和多巴胺(dopamine,DA)活动的变化;切除啮齿动物双侧新皮质导致T细胞增殖,IgG合成反应增强。进一步说明许多脑区参与调节免疫活动。

下丘脑整合大多数内分泌和自主神经系统的功能,前已述及它是免疫调节的重要中枢。Besedovsky(1977年)最早发现免疫接种后最大抗体生成时,下丘脑腹内侧核和海马神经元电发放频率显著增加。外周和中枢注射抗原或细胞因子都能引起下丘脑活动的变化。如外周注射LPS引起下丘脑IL–1β和肿瘤坏死因子(tumor necrosis factor,TNF–α)水平升高。单胺能神经元的投射是免疫调节过程中下丘脑神经元活动的重要调节因素。用羊红细胞(sheep red blood cell,SRBC)免疫小鼠导致下丘脑和蓝斑NA代谢及伏核与前额叶DA代谢活动显著增强。

孤束核是由迷走神经和舌下神经传导的初级内脏感觉投射的第一站,由它发出的神经纤维投射到丘脑、下丘脑、杏仁核和海马等广泛的脑区。迷走神经传入的免疫信号首先到达孤束核，由此诱发脑内一系列神经反应。有实验发现，外周注射 IL-1β 可诱导孤束核、腹外侧延髓、丘脑和下丘脑等脑内许多部位 c-fos 表达增加。孤束核和腹外侧延髓中发生 FOS 反应的主要为儿茶酚胺能神经元，它们发出的神经纤维一部分投射到下丘脑室旁核（paraventricular nucleus，PVN），参与调节 CRF 分泌和 HPA 轴活动，切断此联系会阻断外周免疫刺激诱导的 HPA 轴活化；另一部分纤维投射到视前区，诱导前列腺素的合成和释放，导致发热等急性期反应。切断迷走神经后此反应消失，表明孤束核和腹外侧延髓的儿茶酚胺能神经元是神经免疫调节的重要结构。

脑内还有一些结构参与免疫调节。室周器官（circumventricular organs，CVOs）是指脑室周围的一些神经核团，包括正中隆起、穹隆下器、终板血管器和最后区等，这里血脑屏障比较薄弱，血液中的免疫细胞因子等可由此进入脑内，激活附近下丘脑和脑干的部分核团。Johnson（1993 年）报道 CVOs 含有 ACTH、SP 和 NA 等多种激素、神经递质和神经肽及其高密度的受体；外周注射 LPS 可同时激活 CVOs 及附近的神经核团。损毁位于孤束核附近的最后区可阻断 IL-1（静脉注射）诱导的血浆 ACTH 和皮质酮水平的升高，以及孤束核和 PVN 中 c-fos 的表达，而对其他脑区的 c-fos 表达无影响，说明最后区在把血液中的 IL-1 信号转化为 HPA 轴活动中非常重要。

边缘系统是指基底前脑、间脑和中脑的一些参与情绪、行为、认知和自主反应的结构，主要有海马、杏仁核、扣带回和腹侧纹状体等结构。多种细胞因子都可影响海马和杏仁核神经元的活动，如 IL-2 和 TNF 可抑制海马 LTP 的诱发。外周抗原激发导致海马 NA 和 5-HT 代谢改变；IL-1β 抑制杏仁基底外侧核却兴奋 BST 神经元。这些事实说明海马和杏仁核受免疫活动的影响。海马和杏仁核分别是神经内分泌整合和情绪性刺激加工的主要位点，海马通过海马—杏仁纤维与杏仁核联系，二者都有神经纤维投射到下丘脑，调节 HPA 轴的活动。尤其背侧海马在调节糖皮质激素对 HPA 轴活动的负反馈效应中具有重要作用。杏仁中间内侧核则调节垂体 ACTH 的分泌。Linthorst（1994 年）报道海马内注射 IL-1β 导致行为活动减少，体温升高和 HPA 轴活动增强等反应；损毁海马则影响体液免疫；Brooks（1982 年）报道损毁背侧海马或杏仁复合体，导致脾脏和胸腺中细胞数暂时增加及 T 细胞丝裂原反应增强，垂体切除则逆转此效应。海马与杏仁核都含有 CRF、糖皮质和盐皮质激素受体，而 HPA 轴活动包含了脑内盐皮质激素受体和糖皮质激素受体的协同作用，上述事实表明海马和杏仁核可能通过 HPA 轴参与调节免疫功能。Masek（1992 年）电损毁实验证明了扣带回和杏仁核参与调控免疫神经内分泌作用。BST 是海马和杏仁核等部位的信息向下丘脑传递过程中的一个会聚点，它和杏仁核都能合成在免疫-神经内分泌对话中起一定作用的血管加压素（arginine vasopressin，AVP）。用 IL-2 刺激海马导致 BST 和杏仁核释放 AVP，影响免疫活动。伏核是腹侧纹状体的一部分，与认知功能和免疫信号的中枢加工有关。它主要接受海马、杏仁基底外侧核、颞叶和前额叶的传入。Schacter（1989 年）损毁小鼠伏核，导致脾脏自然杀伤细胞活性下降。Lacosta（1994 年）发现大鼠免疫接种后伏核多巴胺水平升高。因此，上述边缘结构既受免疫细胞因子的影响，又参与神经免疫调节。

三、下丘脑的免疫调节作用

免疫系统内部虽有一套由细胞和分子构成的自身调节系统，但它也受控于中枢神经系统的整合调节。下丘脑是自主神经系统与内分泌系统的高级整合中枢。从 20 世纪初至今，下丘脑免疫调节作用的研究从未中断。

20 世纪 50 年代曾证实，损毁动物下丘脑后，可增强抗过敏性休克的能力。20 世纪 60 及 70 年代初，人们对不同种系的动物（家兔、大鼠、豚鼠及猫等）定位破坏下丘脑的不同部位，用较多的指标评价对多种抗原包括胸腺依赖性与胸腺非依赖性抗原的免疫反应，得出较为一致的结论，即破坏下丘脑后，动物的体液、细胞免疫功能及单核-巨噬细胞系统功能均受到抑制。免疫器官病理形态学的改变也符合这个结论。

Hachiki 等对大鼠下丘脑可能影响免疫反应的区域进行详细的研究，结果表明，损毁下丘脑的前叶与后叶，大鼠对同种移植的抑制作用降低；淋巴细胞对植物血凝素（phytohemagglutinin，PHA）和商陆促分裂原（pokeweed mitogen，PWM）的反应能力也减弱，其中尤以后叶损毁组为明显；而损毁中叶对移植肿瘤的抑制作用无明显影响。但淋巴细胞对 PWM 的反应则显著增强。他们提出大鼠下丘脑的前叶与后叶为免疫反应增强区，中叶为免疫反应抑制区。他们还发现损毁下丘脑前叶，淋巴细胞对 PHA 及 PWM 的反应能力均减弱；而损毁后叶只对 PWM 的反应减弱。他们认为下丘脑前叶对 T、B 细胞的功能均有影响，而后叶则主要影响 B 细胞的功能。

下丘脑对免疫的调节，通过神经内分泌和自主神经的激素与递质实现，激素及递质则通过淋巴细胞上相应的特异性受体而发挥生物学效应。淋巴细胞膜及胞质中有皮质醇、胰岛素、生长激素、雄激素、β 肾上腺素、ACh 受体（也存在甲状腺激素受体）。一般情况下，皮质酮、性激素、儿茶酚胺引起免疫抑制，GH、Ins、ACh 引起免疫增强。

以 VIP 为主的一组神经内分泌激素，在下丘脑的控制下，可从神经组织分泌，也可从外周组织中产生，兼有激素与递质的功能，对机体的生理反应具有影响，是一组潜在的免疫神经内分泌调节物。目前对其了解较少。已发现淋巴细胞表面的阿片受体、阿片类物质可改变 T 细胞亚群，SP 的片段可加强吞噬作用，β 内啡肽可增强淋巴细胞对 PHA 和刀豆蛋白 A（concanavalin，Con-A）的反应及自然杀伤细胞的活性，NT 可加强巨噬细胞的吞噬功能。

另外，免疫系统对下丘脑也有影响。胸腺是中枢免疫器官也是内分泌器官，在下丘脑内分泌轴中占有一定的位置。无胸腺的裸鼠和新生期切除胸腺的小鼠有明显的甲状腺与性腺功能紊乱。切除胸腺的鸡胚，在发育中垂体多种分泌细胞减少。反之，切除垂体的鸡胚，胸腺上皮细胞内线粒体数目增多，细胞活动加强。这说明胚胎期胸腺的分化是在垂体控制下发生的。

目前资料证明，胸腺内的胸腺素（thymosin，TM）不但能促进 T 细胞增殖、分化、成熟，而且能作用于下丘脑与垂体，引起内分泌功能的改变。Healy 等曾给青春前期猴静脉注射胸腺素片段 5（TE$_5$），可引起血浆内 ACTH、β 内啡肽和肾上腺皮质激素（corticosteriod，CS）增加。TM 不能直接作用于肾上腺皮质细胞，而能作用于腺垂体，具有促肾上腺皮质激素释放激素（corticotropin-releasing hormone，CRH）的活性。TM 可通过增加脑内 5-HT 和 ACh，减少 NA 的含量，以兴奋下丘脑肽能神经元，使 CRH 增多。TM 还可通过阻断 CS 与脑内 CS 受体结合，来抑制 CS 对下丘脑的负反馈作用，也可使 CRH 增加。TM 也可作用于下丘脑—垂体—性腺轴，使血中 LH 与 GnRH 升高。

免疫反应伴有明显的内分泌改变，主要表现为皮质醇水平升高，甲状腺激素水平降低。这种改变的意义在于通过反馈作用抑制过强的免疫反应，是通过中枢神经系统实现的。给动物腹腔注射淋巴因子后 2 h 内可观察到相应的内分泌变化，而淋巴因子并不能直接作用于肾上腺皮质引起皮质醇释放，这提示淋巴因子对中枢直接作用。

目前认为免疫系统一定有某种信号通过神经或体液到达下丘脑，引起反馈调节。这个反馈信号的性质及传递途径尚无定论。有人提出下列几种物质的可能性：①淋巴因子，它在免疫系统内部是一种重要的调节分子，可影响下丘脑及神经内分泌。②胸腺素，它可通过神经中枢影响内分泌，利用核素示踪法证实胸腺素 α$_1$ 可透过血脑屏障，并在脑脊液内维持一定含量。目前正在寻找胸腺素 α$_1$ 在中枢神经系统的定位。有研究表明胸腺素直接作用于下丘脑，引起生理功能改变。③补体在免疫反应中被活化，其中 C$_3$A 可通过血脑屏障，引起下丘脑 DA 神经元释放。另外，不能排除组胺、PG 及其他神经内分泌激素的作用，也不能忽视自主神经系统上行纤维在传入信号中的作用。

四、应激条件反射和免疫功能

1. 应激的作用

（1）把内分泌、旁分泌和自分泌与免疫系统的神经支配结合起来，这些可能为免疫系统提供了多重调节作用。这些因素可能通过免疫抑制的调节反射作用于免疫系统，如配对地给予环磷酰胺和各种中性的刺激，结果中性刺激也能引起免疫抑制作用。这提示在条件反射情况下，中性或条件刺激均能促使免疫抑制作用物质的分泌。在条件刺激下，周围血中淋巴细胞不仅数量而且吞噬功能也可有改变。理论上，神经—内分泌—免疫系统的联系主要是通过体液因子，且主要是通过细胞上的受体起作用。例如，精氨酸能起 IL-2 作用，内啡肽和脑啡肽能促进淋巴细胞转化等。

（2）应激性刺激能起止痛作用，有人建立了与阿片型足休克和非阿片型足休克大鼠肿瘤发生、发展有关的动物模型。结果发现非阿片型足休克的动物在其肿瘤发展的速度及范围上均与对照者无差别；而阿片敏感性应激动物肿瘤发展的速度及范围均增加，且能用纳洛酮阻断此种增强肿瘤的效应。同时，阿片型应激能抑制细胞免疫功能，且纳洛酮能阻断此种抑制作用；而非阿片型应激并不能抑制此种细胞免疫功能。因为应激既能影响免疫功能也能促发内源性疼痛的抑制机制，所以在免疫系统和疼痛的控制之间存在着非常密切的联系。疼痛的抑制和正常的应激过程均与非阿片机制有关。但某些紧急情况下，为了不中断其防御行为，有必要抑制疼痛感知。一般认为，疼痛的抑制可能是在一定条件下对应激的一种适应性应答，所以垂体—肾上腺系统可能并不参与。但研究表明：垂体和肾上腺激素在对应激的适应性应答中确起主要作用，垂体切除仅减弱应激的阿片型止痛。因为垂体切除也损伤含脑啡肽样肽类的肾上腺髓质，当交感神经兴奋时会把这些脑啡肽类物质分泌出来，所以可把阿片类应激止痛作用归诸肾上腺分泌减少和垂体有关功能的减弱。肾上腺切除、肾上腺去髓质和肾上腺髓质去神经均显示与垂体切除后相似的止痛作用，此种止痛作用显然与阿片刺激的选择性有关。此型应激性止痛作用可能取决于肾上腺髓质脑啡肽样肽类。

（3）应激可能提高机体对某些疾病（包括肿瘤）的易感性，通过抑制免疫促进和加速肿瘤生长。

2. 内源性阿片肽的作用

（1）内源性阿片肽的免疫抑制及促进肿瘤生长的作用与吗啡非常相似，但此两者之间有一个重要而尚未得到确切解释的差别，即吗啡的免疫抑制有耐受，而应激所致的免疫抑制并无耐受或与吗啡所致的免疫抑制有交叉耐受。所以，其效应的不同可能与其作用于不同的阿片受体有关。应激效应可能与阿片类以外像 ACTH 和肾上腺糖皮质激素那样的激素及其受体有关。年轻和年老的大鼠，随肾上腺糖皮质激素水平提高，其肿瘤的生长速度也加快。这提示肾上腺糖皮质激素也可能起重要作用。除阿片或肾上腺糖皮质激素的直接作用之外，阿片类尚有其他相关的效应，它能使干扰素水平降低，而干扰素在正常情况下能增强自然杀伤细胞的活性。其他间接的阿片效应包括：刺激促进肿瘤生长的激素（如泌乳素）释放，或通过在肿瘤细胞上的阿片受体而影响肿瘤的生长。

综上所述，应激等通过阿片介导的免疫抑制或通过其他激素使机体对肿瘤的抵抗力降低，抑制免疫和加速肿瘤发展。另一方面，应激的性质又与其产生的后果密切相关。例如，"不可避免性休克"可致阿片介导性止痛和自然杀伤细胞活性的抑制；但"可避免性休克"产生非阿片性止痛，且无免疫抑制作用。

（2）免疫系统中，内源性阿片及其受体也积极参与调节免疫应答。免疫细胞膜上的阿片受体与神经元上的阿片受体享有共同的特点，包括分子大小、免疫原性及其特异性细胞。

近来，有关阿片与细胞因子间相互作用的研究显示，阿片肽与免疫系统密切有关。这提示在免疫和神经内分泌系统之间通过阿片途径有复杂的内在联系。近来发现免疫系统对神经系统有反向调节作用，内分泌性胸腺对垂体—肾上腺轴和垂体—性腺轴有调节作用。在神经系统和免疫系统间似乎存在着与胸腺激素有关的双向调节途径。通过垂体前叶和（或）激素分泌的调节可能发生整个胸腺激素诱导应答的联系。

1985 年有人提出淋巴—肾上腺轴的新概念。这些资料显示：免疫系统的产物能通过作用于神经细胞群或直接作用于垂体而影响神经内分泌环路。这些研究支持这样一种学说：神经系统和免疫系统彼此密切沟通，并能相互影响。这样复杂而并非很特异的一整套相互作用，使神经系统和免疫系统能很好协作起来共同抵抗感染性致病原。

五、星状神经节阻滞对免疫系统的影响

免疫功能在机体防御、自身内环境稳定及调节过程中起着至关重要的作用。文献报道 SGB 有预防

感冒、治疗慢性非特异性溃疡性结肠炎的作用。还有文献报道，慢性疼痛患者 SGB 后机体的细胞、体液免疫功能均改善，表现为细胞计数、细胞活性增强，补体、血清因子及循环免疫复合物等指标有不同程度的升高。可见，SGB 有调节全身免疫系统的功能。

一些学者对影响免疫功能的机制进行研究发现，通过抑制交感神经活性，相对增加迷走神经的活性，而增强细胞的活性。夏建光等观察到，影响颈椎病患者的红细胞免疫功能与丘脑—垂体—肾上腺轴有关，也与交感神经阻滞后，血液循环改善，使免疫复合物清除加快，红细胞膜上受体空位增加有关。有人通过对大鼠的研究，探讨人类对全身免疫系统的影响，发现星状神经节阻滞后，脾自然杀伤细胞活性明显下降，对于那些去除脾交感神经支配的大鼠再行星状神经节阻滞，则其脾自然杀伤细胞活性不再下降，说明通过对脾交感神经的调节起到改变脾自然杀伤细胞活性的作用。

脑作为一个整体参与调节外周免疫系统，尤其下丘脑和边缘系统作为神经内分泌和自主神经系统的调控中心，组成心理神经免疫调节的重要解剖基础。脑与免疫系统可通过神经和体液两种途径相互作用，CNS 通过 HPA 轴、神经激素的分泌及自主神经系统调节外周免疫系统；外周免疫活动的信息也可由细胞因子和迷走神经的传入等体液和神经途径传入脑。

SGB 对下丘脑的作用机制，推测可能是脑血流量增加和改善了微循环所致。

第七节　星状神经节阻滞与霍纳综合征

霍纳综合征是眼交感神经通路（oculosympathetic pathway，OSP）被阻断时的重要临床表现。1852 年，法国医生贝尔纳（Claude Bernard）比较完整地阐述了霍纳综合征；1869 年，瑞士眼科医生霍纳（Johann Friedrich Horner）描述了标准的霍纳综合征。因此，法国人称为贝尔纳-霍纳综合征（贝-霍综合征），而英美国家习惯用霍纳综合征。随着医学的进步，人们对霍纳综合征的认识更进一步，此征不仅是颅脑、眼科疾病的首发症状，而且颈部外伤、颈部血管穿刺、颈部神经阻滞也会并发该症状。由于霍纳综合征是 SGB 成功的重要标志，因此，疼痛科医生必须掌握霍纳综合征的解剖生理基础、病因及临床表现。

自主神经系统对各脏器的支配情况见表 2-1。

表 2-1　体内各脏器自主神经支配

结构	交感神经			副交感神经	
	节前神经元	节后神经元	节后纤维	节前神经元	节后神经元
虹膜	脊髓第 8 颈节至第 2 胸节中间外侧核	颈上神经节	颈内动脉丛睫状节睫状短神经	中脑 E-W 核	睫状神经节
泪腺	脊髓第 1~2 胸节中间外侧核	颈上和颈中神经节	颈内动脉丛岩深神经上颌神经	脑桥上涎核	蝶腭神经节
颌下腺舌下腺	脊髓第 1~3 胸节中间外侧核	颈上和颈中神经节	颈外动脉丛、面丛	脑桥上涎核	颌下神经节
腮腺	脊髓第 1~3 胸节中间外侧核	颈上和颈中神经节	颈外动脉丛、硬膜中动脉丛	延髓下涎核	耳神经节
头颈部汗腺	脊髓第 1~3 胸节	颈上和颈中神经节中间外侧核	颈动脉丛和颈下神经节椎动脉丛		

续表

结构	交感神经			副交感神经	
	节前神经元	节后神经元	节后纤维	节前神经元	节后神经元
上肢汗腺和血管	脊髓第2~5胸节中间外侧核	颈下神经节和上部胸节	沿臂丛和锁骨下动脉丛及腋动脉丛上肢神经干		
肺和支气管	脊髓第1~5胸节中间外侧核	颈下神经节和上部胸节	上胸段交感干	迷走神经背核	肺丛节
心脏	脊髓第1~5胸节中间外侧核	颈上、中、下神经节和上部胸节	颈上、中、下神经心支和胸心支心丛	迷走神经背核	心内神经节
食管	脊髓第1~6胸节中间外侧核	上部胸节	交感干的食管支	迷走神经背核	食管壁内神经丛
胃小肠升结肠横结肠	脊髓第5~11胸节中间外侧核	腹腔和肠系膜上神经节	腹腔丛、肠系膜上丛	迷走神经背核	胃肠壁节和黏膜下丛
降结肠和直肠	脊髓第12~13胸节中间外侧核	腰和肠系膜下神经节	腹主动脉丛、肠系膜下丛	脊髓第2~4骶节侧角	肠壁节和黏膜下丛
肝胆囊和胰腺	脊髓第4~10胸节中间外侧核	腹腔神经节	腹腔丛、肝丛、胰丛	迷走神经背核	气管内神经节
肾上腺	脊髓第10胸节至第2腰节中间外侧核	肾上腺髓质细胞	第2腰节		
性器官	脊髓第12胸节至第2腰节中间外侧核	腰骶和肠系膜下节	胃下丛、盆丛	脊髓第2~4骶节侧角	髂腹下动脉和主动脉分支旁节
膀胱	脊髓第12胸节至第2腰节中间外侧核	腰骶和肠系膜下节	盆丛	脊髓第2~4骶节侧角	髂腹下动脉分支旁的神经节
下肢的汗腺、血管	脊髓第1~2腰节中间外侧核	腰骶神经节	髂外动脉丛、腰丛和骶丛的分支、股动脉丛、下肢神经干		

一、眼部的神经支配

1. 运动神经 ①动眼神经，支配上直肌、下直肌、内直肌、下斜肌、提上睑肌。动眼神经副交感纤维睫状神经节、睫状短神经支配睫状肌和瞳孔括约肌的运动。②滑车神经，支配上斜肌。③外展神经，支配外直肌。④面神经的颞支和颧支，支配眼轮匝肌以完成闭睑动作。

2. 感觉神经 ①三叉神经第一支（眼神经），司眼球、上睑、泪腺等部感觉。②三叉神经第二支（上颌神经），司下睑感觉。

3. 交感神经 节前纤维源自脊髓第1~3胸节侧柱，节后纤维大部起自颈上神经节，支配瞳孔开大肌。交感性纤维也支配眼睑的平滑肌，即上、下睑板肌，起着与提上睑肌一同维持开睑的作用。交感纤维由颈上神经节走向眶内的途中，首先要通过颈内动脉神经，然后可直接加入三叉神经眼支入眶，或取道交感性颈鼓神经及鼓室丛，再加入三叉神经。因此，一部分中耳受损的患者因为有此种交感神经的受累而出现霍纳综合征。

4. 副交感神经 节前纤维起自中脑的 Edinger-Westphal 核（E-W 核），随动眼神经出脑，于睫状神经节内形成突触，节后纤维经睫状短神经至虹膜的括约肌纤维和睫状突。

睫状神经含有感觉、交感、副交感纤维，分睫状长神经和睫状短神经。睫状长神经为三叉神经第一支眼神经的鼻睫状神经分支。睫状短神经则由睫状神经节发出，共6~10条，前进中彼此间吻合，并与睫状长神经间有吻合支。睫状长神经和睫状短神经均在眼球后极部穿入巩膜，而后行走于脉络膜上腔，前行到睫状体，形成神经丛，由此发出细支支配虹膜、睫状体、角膜、巩膜和角巩膜缘部结膜的知觉，以及瞳孔扩大肌、瞳孔括约肌和睫状肌的运动。部分睫状神经在未达到睫状体前，在脉络膜形成神经丛并发出分支，支配脉络膜血管舒缩。

睫状神经节（ciliary ganglion）（图 2-2），位于外直肌和视神经之间，呈扁平长方形，前后径2 mm，垂直径 1 mm，距眶尖约 10 mm。

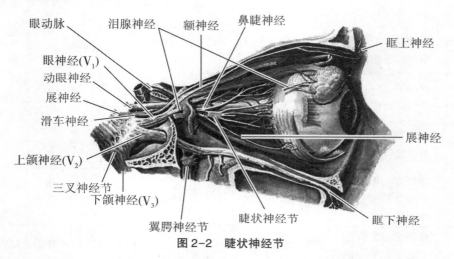

图 2-2　睫状神经节

睫状神经节的节前纤维，由三种不同来源的神经根组成。①感觉根：即长根，来自三叉神经第一支眼神经的鼻睫状神经，长 6~12 mm，通过神经节时不换神经元，直接通过。此根含有来自角膜、虹膜、睫状体的向心性感觉纤维，司眼球的感觉。②运动根：即短根，来自动眼神经下斜肌分支，长 1~2 mm，含有副交感神经纤维，在神经节内换神经元。司瞳孔括约肌和睫状肌运动。③交感根：来自颈内动脉四周的交感神经丛，经过神经节时不换神经元。司眼内血管的舒缩和瞳孔扩大肌的运动。

睫状神经节的节后纤维即组成睫状短神经。睫状神经节内含有支配眼球组织的感觉纤维，临床上做眼内手术时常施行球后麻醉，以阻断此神经节。

二、眼交感神经通路的解剖生理

眼交感神经通路（oculosympathetic pathway，OSP）将交感神经分布到汗腺（同侧的躯干和面部）、眼瞳孔开大肌、上下眼睑提肌。此通路包括三级神经元和两个换元中枢（Budge-Waller 睫状神经节脊髓中枢和颈上神经节）。

1. 一级神经元（first-order neuron，FON） 位于下丘脑侧后方，从此发出的节后纤维通过脑干、脊髓颈段、脊髓胸段中心的网状结构下行，在第二级神经元处形成突触。

2. 二级神经元（second-order neuron，SON） 位于脊髓第 8 颈节至第 2 胸节灰质的中后部（Budge-Waller 睫状神经节脊髓中枢），发出的节后纤维穿过颈下神经节或星状神经节（常由颈下神经节和第 1 胸神经节融合而成）、颈中神经节，最终在颈上神经节形成突触。

星状神经节（SG）位于第 7 颈椎横突和第 1 肋骨之间的椎动脉后方。颈中神经节位于环状软骨水平，与颈下神经节或 SG 有 2 个或 2 个以上的交通支。

3. 三级神经元（third-order neuron，TON） 又称为颈上神经节，位于脊髓第 2~3 颈节水平、颈动脉鞘的后方、颈长肌的前方。在此处许多节后纤维相互联结，与霍纳综合征有关的仅为节前神经纤维。节前纤维上行，可分为两大丛，分别与颈外动脉、颈内动脉伴行。与颈内动脉伴行的节后纤维，伴行距离短，到达海绵窦，与外展神经（Ⅵ）汇合，而后和长睫神经伴行，通过眶上裂形成眼支（V₁，即三叉神经眼支）。眼支的分支分别支配上下眼睑提肌、瞳孔开大肌、泪腺，并负责眶内的血管舒张。与颈外动脉伴行的交感神经纤维，沿颌内动脉到达面部，支配面部的汗腺，而这些纤维靠近颈总动脉分叉处。因此，颈总动脉分叉处远端的交感神经损伤不会出现明显的面部汗腺分泌障碍。大部分支配前额和鼻侧汗腺的神经纤维，与颈内动脉伴行，因此，颈总动脉分叉处远端的交感神经损伤会出现前额和鼻侧部位无汗（图 2-3）。

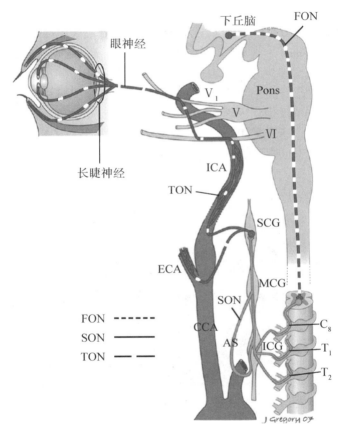

图 2-3 眼交感神经通路的解剖

AS—锁骨下襻 ECA—颈外动脉 ICA—颈内动脉 ICG—颈下神经节 MCG—颈中神经节 SCG—颈上神经节 FON——级神经元〔下丘脑侧后方至睫状神经节脊髓中枢第 8 颈椎（C₈）至第 2 胸椎（T₂）的侧角〕 SON—二级神经元〔从第 8 颈椎、第 1 胸椎（T₁）、第 2 胸椎发出的节后纤维到星状神经节、颈中神经节，至颈上神经节〕 TON—三级神经元（从颈上神经节到眼部） Pons—脑桥 CCA—颈总动脉 V—三叉神经 V₁—三叉神经眼支 Ⅵ—外展神经

三、交感神经对瞳孔的影响

交感神经对瞳孔的影响分为两种情况。

1. 贝尔纳综合征（Bernard's syndrome） 当交感神经受到刺激时，交感神经的兴奋性增高，因此发

生瞳孔散大，并伴有睑裂开大和眼球轻度前突，但瞳孔的各种反射仍然存在。这些表现称为贝尔纳综合征。这种交感神经受刺激的状态多为一时性的，临床上常见于颈髓肿瘤早期、脊髓空洞症、脊髓外伤并发血肿压迫，较多见的是纵隔肿瘤、气管支气管淋巴结瘤、主动脉弓动脉瘤、肺尖病变（特别是胸膜炎）、颈肋、咽后肿瘤和甲状腺肿大等。

2. 霍纳综合征　与贝尔纳综合征相反，从丘脑、脑干、颈髓至颈部交感神经任何部位的损害均可引起霍纳综合征。病变侧瞳孔缩小（瞳孔开大肌麻痹）是霍纳综合征最主要、最基本的体征。出现霍纳综合征时瞳孔虽然缩小，但瞳孔的各种反射均存在。（详见后述）

四、霍纳综合征的临床表现

三级交感神经元损害时均可引起霍纳综合征。FON 即下丘脑侧后方至睫状神经节脊髓中枢（第 8 颈椎至第 2 胸椎的侧角），病变部位为下丘脑、脑干及上颈髓，常见病变如大脑半球切除、广泛脑梗死、延髓背外侧综合征、小脑上动脉综合征、脑桥和颈髓部位的肿瘤等；SON 即睫状神经节脊髓中枢至颈上神经节，病变部位为下颈髓、颈部交感神经干，常见病变如锁骨或第 1 肋骨骨折、锁骨下动脉瘤、潘科斯特综合征（Pancoast's syndrome）、脊椎转移瘤、交感神经干瘤、淋巴结炎、肺尖胸膜炎及颈肋等；TON 即颈上神经节至眼部，病变部位为颈内动脉及眶上裂或眼眶内，常见病变如甲状腺手术、交感神经切除术、颈内动脉瘤、颈静脉孔周围肿瘤及海绵窦综合征等。三级交感神经元的病变不同，所引起霍纳综合征的表现也不尽相同。FON 损伤仅出现瞳孔缩小，常表现整个患侧躯体无汗。SON 损伤可出现上睑下垂、瞳孔缩小，常表现面部、颈部无汗，有时出现臂丛损伤症状。TON 损伤可出现典型的上睑下垂、瞳孔缩小、无汗三联征，可表现患侧颈部、面部无汗，也可表现患侧鼻部、前额无汗，还可出现眼球凹陷、结膜水肿、结膜充血。

霍纳 1869 年描述的标准霍纳综合征的三联征是：患侧上睑下垂、瞳孔缩小、无汗（图 2-4）。

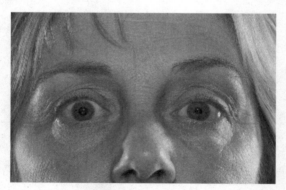

图 2-4　标准霍纳综合征的表现（左眼）

1. 上睑下垂　为上睑中度下垂。上睑提肌由动眼神经（oculomotor nerve）支配。上睑提肌下面分出到上眼睑的一束菲薄平滑肌即上米勒（Müller）肌，它可提升上眼睑且维持睁眼时上眼睑的静止状态，支配上米勒肌的交感神经被阻断时会出现上眼睑下垂（图 2-5）。上睑下垂在外观上表现为睑裂窄小，霍纳综合征早期表现较明显。

2. 瞳孔缩小　是由于分布在虹膜上支配瞳孔开大肌的交感神经被阻断，致使虹膜上的瞳孔开大肌麻痹所致。瞳孔开大肌和括约肌分别由交感神经和副交感神经支配，当交感神经被阻断时，没有了对抗括约肌的控制力量，瞳孔便缩小（图 2-6）。

瞳孔缩小为霍纳综合征最明显而又最常见的症状。瞳孔缩小是相对的，并非绝对的明显缩小。因此须于光线稍暗处检查，使左右侧瞳孔的不对称现象更为明显，以便于观察。瞳孔缩小有时会减弱并渐次消失。

3. 面部无汗　缘于支配汗腺的交感神经被阻断，致使汗腺无法分泌汗液。典型的霍纳综合征表现

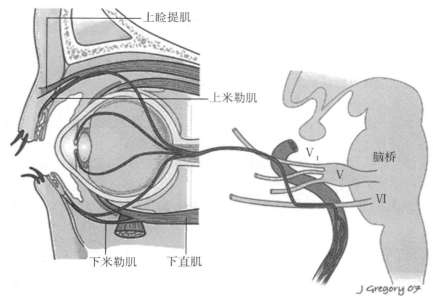

图 2-5　米勒肌交感神经支配分布

V—三叉神经　V₁—三叉神经眼支　Ⅵ—外展神经

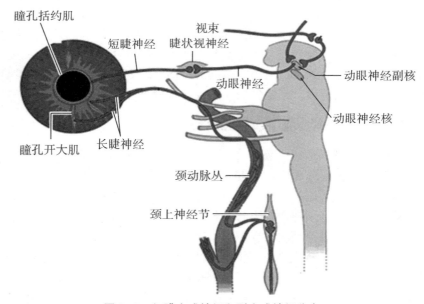

图 2-6　虹膜交感神经和副交感神经分布

为患侧的前额或面部无汗。当损伤了与颈外动脉伴行的交感神经纤维时，即位于颈总动脉分叉处近端的病变，则会出现明显的面部汗腺分泌障碍；当与颈内动脉伴行的交感神经纤维受损时，即颈总动脉分叉处远端的病变，则会出现前额和鼻侧部位无汗；而如延髓背外侧综合征时，损伤了 OSP 在脊髓内的交感神经传导路径，则可出现不全型霍纳综合征，主要表现为瞳孔小和（或）眼睑轻度下垂，但无面部潮红和无汗。因此不能将无汗笼统地说成是所有患者的常规症状，否则常导致确诊困难。

4. 其他临床表现

（1）下睑抬高：下睑提肌（下米勒肌）为下直肌筋膜的延伸，由交感神经支配。当交感神经失去支配时，下睑上举，也称为倒置的上睑下垂，此征在上睑处于静止时最易鉴别。

（2）结膜充血：是急性霍纳综合征的早期暂时性症状，在几周后很少存在。结膜是眼睑和眼球表面的黏膜，当交感神经失去支配时，可导致结膜的毛细血管扩张。

（3）瞳孔扩大延迟：是指失去交感神经支配的瞳孔和正常瞳孔比较，瞳孔在黑暗中扩大缓慢。瞳孔扩大延迟最好在黑暗中静息 5~15 s 后再观察。

（4）虹膜异色：发生在 1 周岁内 OSP 被阻断的患儿，其表现为虹膜颜色变浅，这在霍纳综合征中偶尔可见，尤其是先天性患者。棕色眼睛、浅色瞳孔往往是不正常的，常发生在患侧。但在围生期的新生儿虹膜颜色变浅并不常见，因虹膜颜色建立需要几个月的时间。

（5）眼球凹陷：被认为是霍纳综合征较常见的症状之一，与眶肌瘫痪有关，但人类的眶肌正趋退化，作用微弱，眼球并非真正后陷，这在测量眼球的位置时可得到证实，应用眼球突出计测量时，两眼球差别甚小，不会大于 3 mm。霍纳综合征患者由于角膜被下睑覆盖的幅度较大加之上睑下垂，致使睑裂缩小，给人以眼球凹陷的假象。

（6）面部潮红：是由于与颈外动脉伴行并沿颌内动脉到达面部的交感神经纤维被阻断，患侧面部皮肤血管扩张所致。

五、霍纳综合征的病因

1. 临床治疗　交感神经节切除术、交感神经切除术、交感神经阻滞术、颈动脉造影术。
2. 颈肩部损伤　深颈部的枪伤或刀伤、锁骨骨折、肩关节脱臼及出生时臂丛受牵拉或受压等。
3. 颈部病变　颈部肿瘤、结核、淋巴腺炎，锁骨下动脉、颈动脉及主动脉瘤，颈部血肿等。
4. 上纵隔和肺部病变　纵隔肿瘤、肺尖胸膜炎、气胸和肺癌等。肺尖病变早期可有交感神经刺激症状即贝尔纳综合征。
5. 脊髓病变　脊髓空洞症、脊髓出血、原发性或转移性脊髓肿瘤、多发性硬化、脊髓骨疡和脊椎癌等引起脊髓压迫、寒性脓肿，以及脊髓炎和脊髓灰质炎等引起脊髓下颈段和上胸段损害。
6. 颅内病变　延髓和脑桥病变可见于小脑下后动脉综合征及弥散性一侧延髓综合征，有时见于延髓和脊髓的血管性病变、延髓空洞症、延髓肿瘤、脑炎、多发性硬化等。

六、霍纳综合征与星状神经节阻滞成功的标志

对霍纳综合征的评估，要思考是哪一级神经元出现障碍或被阻断。根据 OSP 受损伤的部位，以颈上神经节来划分，可将霍纳综合征分为节前性和节后性两大类。节前性霍纳综合征，多考虑脑部疾患、颈椎、颈部外伤手术等颈部疾病，以及颈丛、臂丛神经阻滞。节后性霍纳综合征，多考虑颈部血管及眼眶内的疾患。对于疼痛科医生从事颈部神经阻滞或颈部穿刺时出现霍纳综合征，当然要考虑颈部交感神经节受到阻断或损伤，也就是二级神经元出现障碍。

支配眼的交感神经在颈上神经节交换神经元后，与颈内动脉相伴（颈内动脉丛）上行，分布到眼部，而眼肌及眼球的交感神经支配主要是来自于同侧脊髓的第 1 胸节段。因此，颈上神经节被阻断或损伤，肯定会出现霍纳综合征。临床上，即使切除 SG 下 1/3 部分，仍然不会引起眼睑下垂等眼部症状，说明颈部交感神经呈网络级联状态。由于 SG 神经纤维呈现星状散在分布，不仅有节后纤维，还有节前纤维，其神经纤维不仅分布在面部、颈部，而且还分布在肩部、上肢和手部。因此，SGB 如果阻滞完善、准确，可以出现霍纳综合征；如果仅仅阻滞了部分神经纤维，可能不会出现典型的霍纳综合征，或者仅出现部分霍纳综合征症状。

虽然具体是哪个节段的交感神经支配颜面部汗腺分泌，目前解剖学尚无定论，但从临床结果看，它应该是来自于脊髓第 2 胸节或更低节段，因为胸腔镜切断第 2 胸节及以下交感神经，可使颜面汗腺分泌停止，但不会出现眼睑下垂、瞳孔缩小、眼球凹陷的症状。说明第 2 胸节以下交感神经负责颜面部汗腺分泌，而第 1 胸节以上交感神经负责眼睑、瞳孔的活动。因此，在 SGB 阻滞不完善时，可能不会出现霍纳综合征的全部征象。

综上所述，由于支配眼睑、瞳孔、汗腺分泌的交感神经分别来自不同的节前纤维，均与颈下神经节

（或星状神经节）、颈中神经节呈现网络联结，而星状神经节周围结构复杂，因此，虽然理论上 SGB 肯定会出现霍纳综合征是正确的，然而，由于临床中存在操作技术的差异性，不可能也没有必要强求霍纳综合征出现。那么，临床上如何做交感神经阻滞呢？以什么征象作为 SGB 成功的标志呢？根据颈部交感神经分布的状况，颈上、颈中神经节上行纤维分布至头面部，因此，头面部的疾患，如偏头痛、头面部带状疱疹、突发性耳聋、脑缺血性疾病等，均可采用第 6 颈椎横突附近注射，以阻断颈中神经节。此时多出现典型的霍纳综合征，霍纳综合征即可作为阻滞成功的标志。对于颈肩部疾患，如肩周炎、颈椎病、幻肢痛、手汗症、上肢雷诺（Raynaud）病等，可采用第 7 颈椎横突为注射点的 SGB。此时，如果出现典型的霍纳综合征，说明 SGB 完善；如果没有出现典型的霍纳综合征，可观测颈肩部温度或手部汗腺分泌，如果皮肤温度升高，汗腺分泌减少或无汗，也可以表示 SGB 成功。颈上神经节由于仅支配眼部，因此临床几乎不实施该神经阻滞。

第三章　星状神经节阻滞的实验研究

第一节　动物实验

哺乳类动物也有星状神经节，猴的星状神经节由第 1 胸神经节与第 2 或第 3 胸神经节融合而成，与人类相似。犬的星状神经节由第 1~4 胸神经节融合而成，多数大白鼠的星状神经节与颈中神经节融合，肉眼观察呈索状，位于第 1 肋骨头部位。星状神经节的节前纤维因动物种类不同，来自脊髓的节段也不同。SGB 对动物也有局部和全身的影响。动物实验为临床提供了参考。

一、星状神经节阻滞对动物骨折愈合的影响

用日本大耳白兔制作桡骨骨折模型，共选 60 只，雌雄各半，兔龄 4 个月，体重 2.0~2.5 kg，随机分为 3 组（$n=20$）：SGB 组（A 组）、生理盐水组（B 组）和空白对照组（C 组）。颈前入路暴露右侧星状神经节，放置硬膜外导管，一端置于星状神经节旁并固定于椎旁，另一端沿椎旁穿过颈背部皮肤固定并露出 2 cm 以备注药。术毕 3 d 经硬膜外导管注药。A 组注入 0.25% 布比卡因 0.5 mL，B 组注入生理盐水 0.5 mL，均 1 次/d，连续注药 2~6 周；C 组不注药。注药后 10 min，白兔阻滞侧出现类似霍纳综合征，表现为瞳孔缩小、眼裂变窄。观察肱动脉血流量和计算机 X 线摄影（computed radiography，CR），比较骨折愈合情况。SGB 后 4 周，A 组阻滞侧肱动脉血流明显增加，可见骨折线模糊，有丰富的骨痂；B 组和 C 组骨痂量较少（图 3-1）。6 周后，CR 片显示 A 组的骨髓腔已贯通愈合，骨折线基本消失；而 B 组和 C 组尚未贯通愈合（图 3-2）。

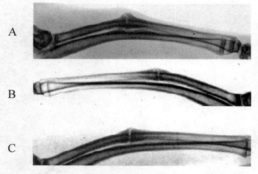

图 3-1　骨折后 4 周 3 组 CR 片比较
SGB 组（A）有丰富的骨痂，骨折线模糊。
生理盐水组（B）和对照组（C）骨痂量较少

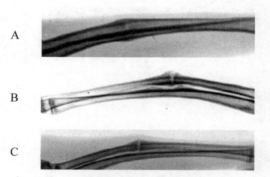

图 3-2　骨折后 6 周 3 组 CR 片比较
SGB 组（A）骨髓腔已贯通，骨折线基本消失。
生理盐水组（B）和对照组（C）尚未贯通

二、星状神经节阻滞对心血管系统的影响

将 32 只 10 周龄雄性自发性高血压大鼠随机分为四组（$n=8$）：左侧星状神经节阻滞组（LSGB 组）、

右侧星状神经节阻滞组（RSGB组）、手术对照组（C组）、药物卡托普利组（D组）。无创方法测量大鼠血压，第10周实验结束后用3%戊巴比妥钠腹腔注射（45 mg/kg）麻醉后取出动物心脏，用TUNEL法测定左心室心肌细胞凋亡指数，免疫组织化学检测心肌Bcl-2和Bax表达的含量。结果显示，与C组和LSGB组比较，RSGB组自发性高血压大鼠凋亡指数明显降低；心肌Bcl-2表达明显增强，Bax表达明显减弱。结论认为：Bcl-2抗凋亡及Bax促凋亡蛋白表达参与自发性高血压大鼠心肌细胞凋亡；RSGB能够影响凋亡相关基因蛋白的表达，降低心肌细胞凋亡指数，减轻左心室肥厚。

SGB对兔实验性心肌梗死有保护作用。将日本大耳白兔30只随机分为三组：A组行RSGB，B组行LSGB，C组为对照组。阻滞后3组均开胸结扎冠状动脉左前降支，不同时点抽取颈外静脉血测定肌钙蛋白I。采血完毕后，将实验家兔处死，沿冠状沟剪取心室，冲去心腔内积血，并用滤纸吸干，称取心室湿重，冷冻10 min（便于切片）取出，将心室横切成5片（每片厚约5 mm），放入新鲜配制的盐酸硝基四氮唑蓝（N-BT）溶液中，在37 ℃恒温水浴中保温30 min。染色完毕，切除正常心肌组织，将未染色区称重，计算梗死心肌占心室肌的百分比，以判断梗死范围。各组随机选取兔在结扎动脉供血区的心肌组织，在光镜和电镜下观察心肌细胞损伤程度。结果显示，结扎后各组生化结果及病理变化呈心肌梗死表现，各时间点A、B组肌钙蛋白I的升高显著低于C组，A、B组心肌梗死范围明显少于C组，光镜和电镜下A、B组心肌梗死程度较轻。结论认为：SGB对心肌梗死家兔心肌具有一定保护作用。

SGB对自发性高血压大鼠肾脏功能有改善作用。将32只10周龄雄性自发性高血压大鼠随机平均分为四组：左侧星状神经节阻滞组（LSGB组）、右侧星状神经节阻滞组（RSGB组）、手术对照组（C组）、药物卡托普利组（D组）。所有自发性高血压大鼠测量最后一次血压后，禁食、禁水24 h，测尿β2微球蛋白（β2-MG）含量。实验结束后用3%戊巴比妥钠腹腔注射（45 mg/kg）麻醉后，迅速取出肾脏，用放射免疫法测定肾脏组织AngⅡ和TGF-β1的含量，HE染色后光镜下观察肾脏组织结构。结果显示，RSGB组及D组肾组织中AngⅡ、TGF-β1和尿液中β2-MG的含量明显低于C组和LSGB组；RSGB组肾小球脏层及肾小管上皮细胞变性、坏死程度较LSGB组和C组轻。结论认为：RSGB可能通过改善肾素-血管紧张素-醛固酮系统，降低肾脏AngⅡ和TGF-β1，减少β2-MG排泄，延缓肾衰竭。

SGB对缺氧性肺动脉高压兔的血管内皮型一氧化氮合酶（eNOS）及平均肺动脉压（mean pulmonary arterial pressure，MPAP）具有明显的影响。将健康成年日本大耳白家兔在无菌操作下暴露左侧星状神经节，置入并固定硬膜外导管，使其一端开口位于星状神经节附近，另一端自颈背部穿出。置管1周后，选择恢复健康的兔模型24只随机分为四组（每组均为6只），分别为正常对照组（N）、单纯SGB组（G）、单纯缺氧组（H）、缺氧+SGB组（HG）。用直接测压法测量MPAP、用免疫组织化学染色方法观察肺血管eNOS含量的变化。结果显示，与N组比较，G组MPAP无明显变化，H组、HG组显著升高，H组、G组、HG组eNOS表达显著增多；与HG组比较，H组MPAP显著下降，eNOS表达显著增多。因此认为，SGB后缺氧性肺动脉高压兔的MPAP降低，其机制与星状神经节节后纤维分泌eNOS有关，SGB有可能成为缺氧性肺动脉高压的一种治疗方法。

三、星状神经节阻滞对老龄大鼠认知功能的影响

SGB对老龄大鼠血清S100β蛋白、神经元特异性烯醇化酶（neuron-specific enolase，NSE）及术后认知功能有明显的影响。健康雄性SD大鼠48只，18~20月龄，体重500~700 g，采用随机数字表法分为对照组（C组）、SGB组（S组）和生理盐水组（N组），每组16只。C组只解剖暴露右侧颈交感干但不阻滞；S组解剖暴露右侧颈交感干并用0.25%布比卡因0.15 mL行RSGB；N组解剖暴露右侧颈交感干后注入与S组等容量的生理盐水，给药结束后15 min，三组大鼠均实施剖腹探查术，维持手术时间25 min。分别于SGB前（T1）、手术结束时（T2）、术后12 h（T3）、24 h（T4）和48 h（T5）采血样检测血清S100β蛋白和NSE浓度；术后12、24、72h每组随机取2只大鼠处死，取海马组织，光镜下观察海马组织病理学变化；其余大鼠进行Morris水迷宫实验，测定认知功能。结果显示，与T1时比较，T2~T5时C组和N组血清S100β蛋白、NSE浓度明显升高；S组T2、T3血清S100β蛋白浓度和T2~T4时

NSE 浓度明显升高；S 组 T_4、T_5 时血清 S100β 蛋白浓度明显降低。与 C 组比较，T_3~T_5 时 N 组和 S 组血清 S100β 蛋白及 T_2~T_5 时 S 组 NSE 浓度明显降低。与 N 组比较，T_2~T_5 时 S 组血清 S100β 蛋白和 NSE 浓度明显降低。与第 1 天比较，第 2~5 天三组大鼠逃避潜伏期明显缩短。与 C 组比较，第 3~5 天 N 组和 S 组逃避潜伏期缩短。与 N 组比较，第 2~5 天 S 组逃避潜伏期缩短。穿越平台次数 S 组（6.9± 1.8）次，明显多于 N 组（3.5±1.3）次和 C 组（2.8±0.8）次。结论认为：SGB 可减缓老龄大鼠术后血清 S100β 蛋白及 NSE 浓度上升水平，改善术后脑组织病理学变化，从而改善老龄大鼠术后认知功能。

第二节　临床试验

一、星状神经节阻滞对人类骨折愈合的影响

临床试验也证实了上述效果。临床试验选择闭合型桡骨横断骨折患者 60 例，年龄 20~45 岁，随机分为两组（$n=30$），即 SGB 组和空白对照组。SGB 组于术后第 2 天开始用 0.33% 罗哌卡因 6 mL 行 SGB，前 2 周隔日一次，3~6 周隔 2 d 一次，共 14 次；对照组则接受常规临床治疗。试验结果显示，SGB 可显著缩短上肢骨折患者术后肿胀和疼痛的时间，能促进上肢骨折愈合的进程，明显加快上肢骨折愈合的速度。SGB 加速骨折愈合的理论基础可能与改善骨折部位的血液循环，增加血流量，提高机体的自愈能力有关。

日间急诊手指离断患者，男性，年龄 18~40 岁，美国麻醉医师学会（American Society of Anesthesiologists，ASA）ASA 分级 Ⅰ 或 Ⅱ 级，随机分为对照组和 SGB 组两组，均为刀割伤或电锯伤，手指离断时间 2~6 h，再植手指为 1~4 指（非末节），血管吻合条件基本相同。断指再植术后即刻采用同侧侧入路阻滞法连续 SGB。持续输注阻滞液 0.75% 布比卡因 60 mL+芬太尼 12 mL（0.6 mg）+生理盐水 128 mL（共 200 mL）。背景剂量为 2 mL/h，自控剂量为 0.5 mL/次，锁定时间 15 min。对照组不实施连续 SGB，其他治疗和护理与 SGB 组相同。术后镇痛两组均维持视觉模拟评分 3 以下。结果显示，与对照组比较，术后 1、24、48、72 h，SGB 组患侧桡动脉血流速度高于健侧；术后 1 h 和 24 h，SGB 组患侧前臂掌面下 1/3 处与成活再植指的温差减小；术后 24 h 血浆肾上腺素和去甲肾上腺素水平降低。结论认为：对于断指再植术患者，术后连续 SGB 可增加再植指的血流，降低机体应激反应，促进再植指的成活。

另一组临床研究包括 60 例闭合型桡骨横断骨折患者，观察 SGB 对骨折愈合的影响。年龄 20~45 岁，随机分为 SGB 组和对照组，每组 30 例。SGB 组于术后第 2~14 天，应用 0.3% 罗哌卡因 6 mL 于患侧行 SGB 治疗，隔日一次，共 6 次；于术后第 14~42 天隔 2 d 一次，共 8 次。对照组除了不行 SGB 以外，其他治疗与 SGB 组完全相同。SGB 治疗后，SGB 组各时间点患侧桡动脉的收缩期血流峰值速度均明显高于对照组（$P<0.01$），各时间点患侧与健侧皮肤温差明显高于对照组（$P<0.01$）。手术后第 14 天，X 线片示两组间骨折愈合评分差异无统计学意义；第 28 天和第 42 天，SGB 组 X 线片评分明显高于对照组；第 14、28、42 天，SGB 组各时间点的 TGF-$β_1$ 浓度均高于对照组。结论认为：SGB 治疗可促进上肢桡骨骨折愈合。

二、星状神经节阻滞对交感型颈椎病伴高血压患者的影响

100 例交感型颈椎病患者随机分为两组，常规中频电疗与按摩治疗组和 SGB 组。SGB 每周 2 次，左右交替阻滞。结果显示，SGB 组患者的临床症状和血压得到有效控制，效果明显好于对照组。

三、星状神经节阻滞对脑认知功能的影响

连续星状神经节阻滞（CSGB）对高龄患者髋关节置换术中脑氧代谢和术后认知功能障碍具有有益

作用。选择择期硬膜外麻醉下行髋关节置换手术患者90例,年龄75～85岁,性别不限,体重50～70 kg。ASA分级Ⅱ级。采用随机数字表法,将其随机分为三组($n=30$):对照组(C组)、单次SGB组(D组)和连续SGB组(S组)。C组无处理;D组于麻醉前仅注射0.2%罗哌卡因5 mL,行RSGB;S组于麻醉前行右侧连续SGB,注射0.2%罗哌卡因5 mL后,持续输注0.2%罗哌卡因2 mL/h,持续时间48 h。三组术后常规治疗。记录右侧颈内静脉逆行置管后即刻(T_1)、SGB 20 min(T_2)、手术开始后60 min(T_3)、术毕(T_4)时采集桡动脉和右侧颈内静脉球部血测血气分析,计算脑血流量(cerebral blood flow,CBF)与脑氧代谢率(cerebral oxygen metabolism rate,$CMRO_2$)比($CBF/CMRO_2$)、$CMRO_2$与脑糖代谢率(cerebral glucose metabolism rate,CMRGlu)比($CMRO_2/CMRGlu$)及乳酸生成量;记录上述各时间点的心率(heart rate,HR)、血氧饱和度(oxyhemoglobin saturation,SaO_2)、平均动脉压(mean arterial pressure,MAP)。术前及术后第3、7天采用简易精神状态量表(mini-mental state examination,MMSE)检查,记录术后认知功能障碍发生的情况。结果显示,与C组比较,D组、S组$CBF/CMRO_2$升高、$CMRO_2/CMRGlu$升高、乳酸生成量降低($P<0.05$);与D组比较,S组$T_3～T_4$时$CBF/CMRO_2$升高、$CMRO_2/CMRGlu$升高、乳酸生成量降低($P<0.05$);与T_1比较,$T_2～T_3$时D组、S组$CBF/CMRO_2$升高、$CMRO_2/CMRGlu$升高、乳酸生成量降低,T_4时S组$CBF/CMRO_2$升高、$CMRO_2/CMRGlu$升高、乳酸生成量降低($P<0.05$)。结论认为:连续SGB可改善高龄患者髋关节置换术中脑氧代谢,从而降低术后认知功能障碍的发生率。

择期胃癌根治术老年患者行SGB对术后认知功能也显示同样的有益作用。将择期行胃癌根治术的老年患者60例随机分为SGB组和对照组各30例,两组麻醉诱导及麻醉维持药物相同,但SGB组麻醉诱导前先行RSGB。于右侧颈内静脉逆行置管后即刻(T_0)、SGB后15 min(T_1)及60 min(T_2)、术毕前60 min(T_3)、术毕时(T_4)采集桡动脉和右侧颈内静脉球部血行血气分析,测定颈内静脉血氧饱和度(internal jugular venous oxygen saturation,$SjvO_2$)、计算桡动脉-颈内静脉球部血氧含量差(Da-jvO_2)、脑氧摄取率(cerebral oxygen extraction rate,CEO_2);于术前1 d和术后第1、4、7天用MMSE评估认知功能,术后比术前减少2分及以上判为认知功能障碍(postoperative cognitive dysfunction,POCD)。结果显示,两组手术时间无显著差异,各时间点血流动力学指标均在目标范围内;与对照组比较,SGB组在$T_1～T_4$时$SjvO_2$升高,Da-jvO_2和CEO_2降低,术后第1、4、7天MMSE评分升高,POCD病例数减少。结论认为:SGB可减少老年患者术后POCD发生,其机制可能与改善脑氧代谢有关。

四、前入路双针穿刺星状神经节阻滞

应用前入路双针穿刺方法和单针方法对260例成年患者交替行SGB各520次,结果显示,双针穿刺方法首次穿刺成功率为99%,单针穿刺为75%。双针穿刺方法的阻滞成功率显著高于单针穿刺方法,而并发症显著低于单针穿刺方法。结论认为:前入路双针穿刺方法行SGB一次穿刺成功率和多次阻滞成功率高,并发症少。

第四章 星状神经节阻滞的方法

星状神经节阻滞（SGB）于1920年开始用于临床治疗。随着科学的发展和医疗技术的进步，SGB的临床应用范围日益扩大，阻滞方法不断更新，除经典的前入路阻滞法外，还有前外侧入路阻滞法、侧入路阻滞法、后入路阻滞法、连续阻滞法、影像学导引阻滞法及双侧阻滞法。阻滞的效果取决于准确的解剖定位、熟练的穿刺技术及适量的局麻药使用等。

第一节 阻滞前准备

交感神经阻滞对患者生理功能有不同程度的影响，阻滞前必须做好充分的准备，包括医疗设备和药物的准备、患者的准备，以免准备不足出现意外或并发症，导致严重后果，甚至危及患者的生命。

一、用具和药品的准备

1. 阻滞用具的准备及消毒　用具包括皮肤消毒用品、无菌手套、治疗巾、薄枕等，以及22 G或24 G 3.2 cm注射针和5 mL、10 mL注射器各1支。用具消毒时，可置于一个治疗包中，高压蒸汽灭菌或环氧乙烷灭菌后备用，存放期为7～10 d。

2. 阻滞药品　①局麻药：常用药物有1%利多卡因、0.25%～0.375%布比卡因、0.25%～0.375%罗哌卡因。②镇静药物：地西泮、咪达唑仑（咪唑安定）等。

3. 急救器具与药品　神经阻滞时，一旦发生中毒反应或大范围的神经阻滞，常会导致患者意识丧失、呼吸困难及血压、心率急剧波动，需要及时治疗或抢救。

（1）急救设备：包括给氧和人工呼吸设备，如氧气流量表、麻醉机或简易呼吸器、气管插管用具（气管导管、麻醉咽喉镜）、监护仪（血压、脉搏、心电图、呼吸）及输液器、注射器、常用液体。抢救设备要及时检查和补充，保持完好状态，以备急用。

（2）常规急救药品：如升压药肾上腺素、多巴胺及麻黄碱。镇静抗惊厥药硫喷妥钠、咪达唑仑等。阿托品、地塞米松等也须预先准备，以防出现局麻药中毒或过敏等意外情况。

二、患者的准备

1. 了解病史和体格检查　充分了解患者现病史（症状、发病时间）、既往史、治疗情况、主要辅助检查结果及疾病的诊断与鉴别诊断。患者的既往史，主要了解有无呼吸、心血管系统疾病，平素能否参加日常活动，以判断心功能情况；了解有无血液系统疾病和平时有无出血倾向，有无药物过敏史及既往主要疾病治疗情况。重点检查患者的心、肺情况及脊柱有无畸形。

2. 检查阻滞部位　检查局部有无异常，如甲状腺肿大、颈部肿瘤、气管移位、气管造口、局部皮肤感染、瘢痕及局部放射线照射等情况。

3. 鉴别影响判断阻滞效果的因素　如眼睑下垂、结膜充血、缩瞳、义眼、视力模糊、鼻塞、手足的冷热及有无出汗等症状，均应预先给予鉴别。

4. 解释操作相关事项及患者疑问

（1）向患者及其家属介绍阻滞过程及术中可能发生的并发症和出现的意外情况，如声音嘶哑、咽部异物感、手指及上肢麻木、局麻药过敏及中毒等，并介绍预防措施和抢救办法，以获得患者的理解与配合。

（2）嘱患者在操作过程中要密切配合操作，勿因怕痛而躲避注射或在注药过程中做吞咽动作，以免影响阻滞效果或产生并发症。

（3）有些疾病需要长期治疗、多次治疗后才能显现效果，例如不定陈诉综合征、神经衰弱、偏头痛、面瘫等慢性疾病多需 20~30 次阻滞，应事先向患者解释清楚，使之建立信心，配合治疗。

（4）说明术后注意事项，解释霍纳综合征的出现是阻滞成功的标志，以取得患者的理解和配合，避免不必要的紧张和焦虑。

（5）认真听取患者提出的问题，用恰当的语言向患者具体解释。针对存在的顾虑和疑问进行解释，解除患者的思想顾虑，争取其充分合作。

第二节　阻滞期间的监测

SGB 需要常规监测患者的血压、心率、心电图及血氧饱和度，观察阻滞期间的各项指标变化，了解患者的生命体征和循环情况。及时发现患者生命体征的变化，尤其对心肺功能异常的患者，更需要及时观察和了解其心肺功能的变化，根据其情况可事先开放静脉输液通路，准备鼻导管或面罩吸氧器具，及时做好急救准备。同时，便于与阻滞后各项指标的动态变化结果做对照，判断阻滞效果。有条件者，可应用皮温监测仪和多普勒血流监测仪，及时监测血流变化和皮温变化。如治疗前由于末梢血管缺血或痉挛血氧饱和度低，而治疗后由于阻断了交感神经的支配作用，致使末梢血管扩张，改善了局部微循环，末梢血流量增加，血氧饱和度增加；但是，如果同时阻滞了膈神经，则可引起血氧饱和度下降。

第三节　阻滞方法与步骤

一、前入路阻滞法

（一）第 7 颈椎横突阻滞法

第 7 颈椎横突阻滞法是 SGB 的经典阻滞方法，又称前入路气管旁阻滞法，是以第 7 颈椎横突根部注射进行 SGB 的方法。

1. 体位　患者仰卧位，头居中，枕骨与背部同高，颈下可垫薄枕。嘱患者微张口、头后仰，尽量暴露阻滞部位（图 4-1）。由于患者过度咬合牙齿会增加颈部肌肉张力而造成穿刺困难，因此可适当调整患者头位的高低，使其颈部充分伸展，致胸锁乳突肌张力最低，以利于手指分离气管旁组织。

2. 定位　SGB 成功与否，关键是能否准确触及第 6 颈椎横突前结节。患者头位固定后，首先触摸锁骨和环状软骨；在胸锁关节上 2.5 cm 处，用左手的中指和食指沿胸锁乳突肌内侧缘与患者矢状面平行，将此肌向外与气管分开（图 4-2）。与此同时，将其深面的颈总动脉、颈内静脉及其他软组织一并充分向外分开，使皮肤到横突根部的距离最短。需要分离的气管旁组织见图 4-3。为此，手指尖需充分

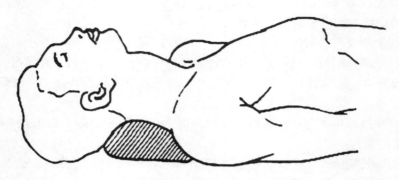

图 4-1　星状神经节前入路阻滞法患者体位

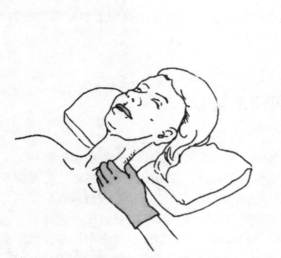

图 4-2　手指分离胸锁乳突肌与气管

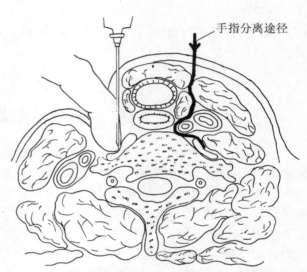

图 4-3　手指分离气管旁组织和颈部血管的途径

向深部分离和探查；但是不可强行，以免引起疼痛，使肌肉紧张，反而增加探查和分离的困难。为了减少患者的疼痛和不适，在分离气管旁的软组织和触及第 6 颈椎横突的前结节时，手指尖的动作很重要。指尖要尽量弯曲，并与患者矢状面平行分离组织；手指尖向深部分离时，中指和食指一前一后交替，边分离，边深入（图 4-4）。到达一定深度后，两手指再沿纵轴方向移动，寻找一黄豆大小的突出硬物，此为第 6 颈椎横突的前结节（图 4-5）。靠头侧的手指压住此结节，靠尾侧的手指在患者呼气时向尾侧深面寻找第 7 颈椎横突。因为呼气时，胸膜顶向尾侧移动，此时手指向深面潜入，患者再吸气时就可推住胸膜顶，以减少气胸的发生。

　　3. 术者位置　一般来说，术者用左手定位，用右手持注射器穿刺较为便利。因此行右侧阻滞时，术者可站在患者的右肩头处；左侧阻滞时，术者可站在患者的左肩头处。或者术者可站在患者头前，两上肢呈搂抱患者头部的姿势。这样不仅便于术者操作，也便于术者操作时看到注射器的角度，并能同时观察患者的反应，尤其是患者面部的表情。

　　4. 穿刺　于患侧胸锁关节上 2.5 cm、中线旁开 1.5 cm 处做一标记，此即穿刺点的位置，相当于第 7 颈椎横突根部上面的皮肤。如果触摸不到第 7 颈椎的横突，可以第 6 颈椎横突的前结节为基准，向尾侧 1.3 cm 左右处为穿刺点。穿刺点皮肤应常规消毒，消毒范围为穿刺点周围 10 cm。操作时，术者戴无菌手套，可嘱患者闭眼，以减少不良刺激。

　　穿刺进针时，术者用左手食、中指将胸锁乳突肌及其深面的颈总动脉和颈内静脉推向外侧与气管分开，右手持注射器，使针头（6.5 号）稍向内侧与矢状面成 10°左右刺入，直达骨面（图 4-6）。穿刺针

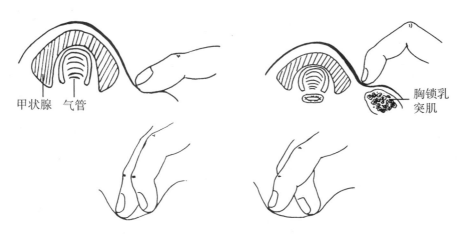

甲状腺　气管　　　　　　　　　　　胸锁乳突肌

图4-4　手指分离颈部组织的方法

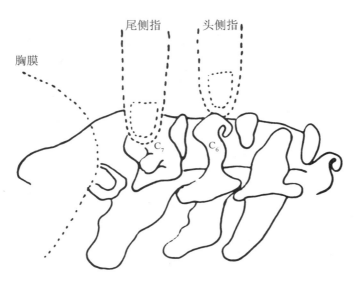

胸膜　　　　尾侧指　　头侧指

C_7　C_6

图4-5　第6颈椎（C_6）横突前结节与第7颈椎（C_7）横突

进入皮肤后不要再调整角度。第7颈椎横突根部较狭窄，针尖应准确地刺入图4-7、图4-8所示的部位。针尖触及第7颈椎横突根部后，顶住骨质并保持此位置。如针尖触不到第7颈椎横突，不应将针全部刺入或反复穿刺，而应重新定位，或改向第6颈椎横突穿刺，以减少并发症和意外。

5. 注药　穿刺成功，针尖位置保持不动，左手中指和食指松开分离的软组织，并用左手的拇指、食指和中指固定住注射器和针头的连接处；也可顺势用左手食指和中指夹住针头，向下稍用力使针头顶住骨质，以固定针头。然后右手反复回吸注射器，确认无血液和脑脊液后，缓慢注入局麻药1~2 mL，再次回吸无异常情况后，将其余的6~8 mL局麻药分2~3次注入。

椎动脉横过第7颈椎的横突，向上进入第6颈椎横突的椎动脉孔，第7颈椎横突穿刺有可能误入椎动脉（图4-9），因此注药前务必回吸，确认无血液和脑脊液后方可注药。另外，左手松开，软组

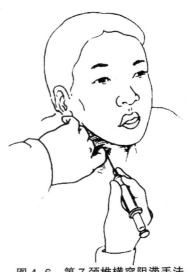

图4-6　第7颈椎横突阻滞手法

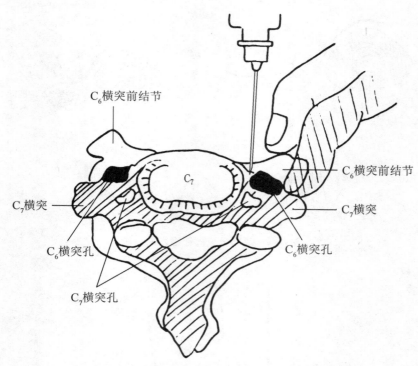

图 4-7 针尖触及第 7 颈椎横突根部的位置
C$_6$—第 6 颈椎　C$_7$—第 7 颈椎

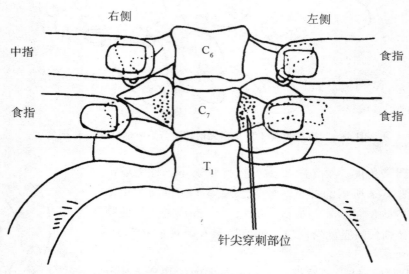

图 4-8 第 7 颈椎阻滞时针尖刺入的部位（黑点范围）
C$_6$—第 6 颈椎　C$_7$—第 7 颈椎　T$_1$—第 1 胸椎

织回位时，要注意保持针头位置固定不动，直至注药完毕和拔针；否则，由于针尖浮起，被分开的椎动脉回位，因此在注药过程中针尖很容易穿入椎动脉（图 4-10）。只要针尖固定在骨面上，即使是针尖已经穿过椎动脉，也不会将药物注入血管内。

注药过程中，一定要固定针头，如果患者有吞咽或头部移动，应当立即停止注射；重新固定后，再次回吸确认无异常方可继续注射。针尖位置准确，注药阻力不大；如果注药阻力过大，患者上肢有反射性疼痛或回吸有血等异常情况，应当拔针，重新定位后，再行阻滞。反复星状神经节阻滞的患者，注射

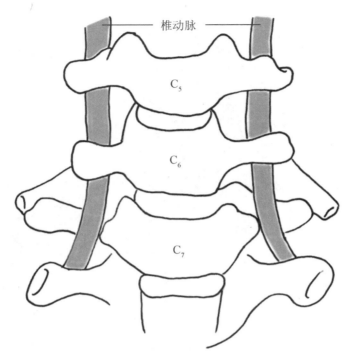

图 4-9　椎动脉在第 6 和第 7 颈椎横突的走行
C_5—第 5 颈椎　C_6—第 6 颈椎　C_7—第 7 颈椎

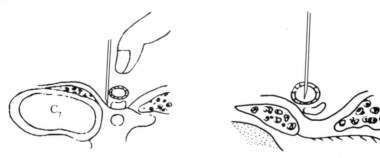

A. 左手松开时，针尖抵住骨质不动　　　　　B. 针尖浮起，易误入血管

图 4-10　注药时针尖的位置

部位纤维化，注药时可能出现阻力和疼痛，但是一般不严重。

6. 阻滞后处理　注药后，轻轻拔针，用无菌纱布压迫穿刺部位 10 min。初次阻滞的患者，由护士给予正确的压迫，让患者体会压迫的强度。患者可以恢复正常舒适的头位，休息 30～60 min。阻滞成功后，患者无不适感，很快出现霍纳综合征。如果无外界刺激，多数患者可入睡。

此法早期应用较多，但因第 7 颈椎横突不易触及，且靠近胸膜顶，气胸发生概率较大，易损伤椎动脉，目前已较少使用。

（二）第 6 颈椎横突阻滞法

第 6 颈椎横突阻滞法也属于气管旁阻滞法，是将针尖触及第 6 颈椎横突的前结节或横突根部，并在此注药进行 SGB 的方法。此法仅出现颈上和颈中神经节阻滞的效果，主要阻断交感神经干，故此也称为交感神经干阻滞法。因第 6 颈椎横突位置相当于环状软骨水平（图 4-11），相对距体表较浅，是颈椎横突中最易扪及的标志，且第 6 颈椎横突前结节面积较大，穿刺易定位，因此，行第 6 颈椎横突阻滞不仅注药量少，阻滞成功率高，而且不良反应少，不易损伤椎动脉、臂丛和胸膜等。所以第 6 颈椎横突阻滞法已逐渐代替了第 7 颈椎横突阻滞法，广泛应用于临床。

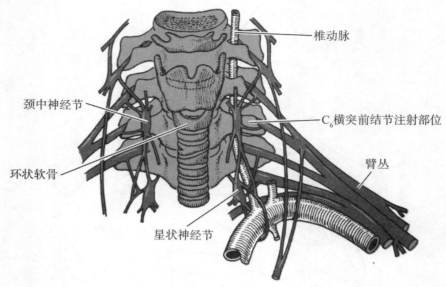

图 4-11　交感神经干的比邻

C$_6$—第 6 颈椎

第 6 颈椎横突阻滞法头面部效果明显，但上肢和胸部的效果欠佳，有人主张增大注药量至 8 ~ 10 mL，以获得良好效果。

1. 穿刺与注药　分离气管旁软组织、触摸第 6 颈椎横突前结节的方法与第 7 颈椎横突阻滞法相同。患者头位固定后，正常情况下第 6 颈椎横突的前结节比第 7 颈椎横突高 0.5 ~ 0.7 cm（图 4-12）。局部皮肤常规消毒，以左手中指和食指指尖夹住前结节，针尖与患者的矢状面平行，右手持注射器垂直进针，直达前结节内侧的骨面（颈长肌内侧），穿刺深度一般不到 1 cm（图 4-13）。术者左手固定注射器和针头，右手回吸注射器，确认无血液和脑脊液后，注入局麻药 5 mL，拔针，局部压迫。

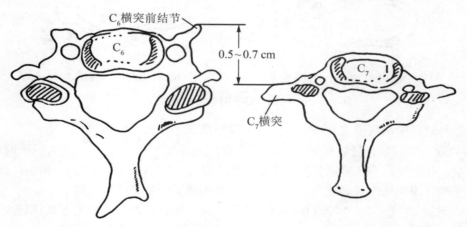

图 4-12　第 6 颈椎（C$_6$）横突前结节与第 7 颈椎（C$_7$）横突之间的高度差

2. 注意事项　第 6 颈椎横突阻滞时，针尖应在前结节的前面，因前结节的前面凸出，针尖可在其顶端附近顶住骨质。针尖触及骨质后，应保持位置不动，充分回吸，确认无异常后再注药。针尖位置正确，注药时应该无阻力；针尖偏离，如误入肌肉，随着注药量的增加，会出现阻力增加。局麻药注射到颈长肌或斜角肌内，则导致阻滞失败。

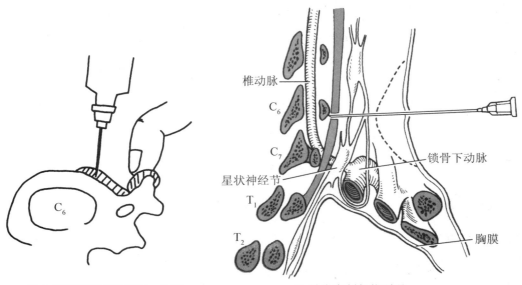

A. 针尖垂直穿刺直达骨面，注药　　　　　B. 针尖穿刺矢状面观

图 4-13　第 6 颈椎横突阻滞穿刺法

C₆—第 6 颈椎　C₇—第 7 颈椎　T₁—第 1 胸椎　T₂—第 2 胸椎

（三）双针穿刺阻滞法

双针穿刺阻滞法是采用针距为 0.8～1.0 cm 的双针装置（图 4-14）进行穿刺、注药阻滞的方法。此法的体位及穿刺点同第 7 颈椎横突阻滞法。操作时，术者用左手食指和中指尖先触及患侧颈总动脉搏动，并将其和胸锁乳突肌、颈内静脉向外侧挤压，使之与气管、食管分开。于动脉搏动的内侧，将双针平行于矢状面，近心侧针尖对准胸锁关节上约 2.5 cm 处穿刺点（相当于第 7 颈椎横突根部）垂直进针，双针尖同时刺入皮肤，平行向前推进，直至有一针尖触及横突骨质（此为穿刺成功的关键，如图 4-15 所示，无论哪种情况，双针的针尖总有一个可以触及第 6 或 7 颈椎横突），然后固定穿刺针，回吸无血液及脑脊液后，一般由触及横突骨质侧的穿刺针注入局麻药。

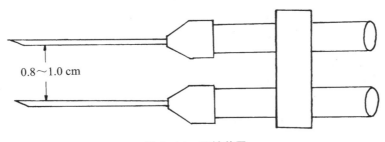

0.8～1.0 cm

图 4-14　双针装置

此法的优点是穿刺阻滞的成功率高，并发症少。因穿刺时双针必有一针尖触及横突骨质，可避免针尖刺入横突间隙，减少了臂丛神经阻滞的概率，尤其可避免穿刺针刺破根硬膜或根蛛网膜，误入硬膜外腔或蛛网膜下腔所致的严重并发症。

二、前外侧入路阻滞法

1. **体位**　患者取仰卧位，肩下垫一薄枕，头偏向健侧。

2. **定位**　于胸锁乳突肌后缘与颈外静脉交叉处，相当于环状软骨水平，用左手食指和中指将颈外静脉向外挤压，中指即可触及第 6 颈椎横突。

3. **穿刺与注药**　穿刺点周围常规皮肤消毒后，用 25 G 4 cm 长牙科注射针与皮肤垂直进针，刺及第

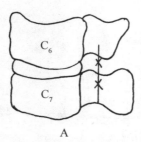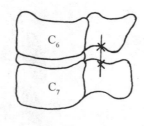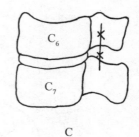

图 4-15　双针穿刺针尖触及横突的位置

C₆—第 6 颈椎　　C₇—第 7 颈椎

6 颈椎横突，然后将穿刺针尾部向头侧、针尖向胸侧倾斜 45°角，针尖沿第 6 颈椎横突向第 7 颈椎横突方向进针 0.5~1.0 cm（图 4-16），回吸注射器无血液及脑脊液后，注入局麻药 6~10 mL。此法因效果不确切、并发症较多，现已很少应用。

三、侧入路阻滞法

（一）胸锁乳突肌后缘侧入路阻滞法

1. 体位　患者仰卧，颈下垫一薄枕，头转向健侧。

2. 定位　用左手食、中指触及胸锁乳突肌锁骨头外缘与前斜角肌前缘之间的肌沟，该沟与环状软骨下缘延长线的交点，即为穿刺点（第 6 颈椎横突的前面或前结节）。

3. 穿刺与注药　穿刺点周围常规皮肤消毒后，以左手指压住穿刺点，右手持注射器，连接 22 G 穿刺针，沿左手指按压的进针点与额状面成 45°角，向内、向后穿刺，直达第 6 颈椎横突根部前方的肌筋膜。一般刺入深度为 1 cm 左右，不苛求触及第 6 颈椎横突，若触及横突则需退针 3~5 mm。回吸注射器无血液及脑脊液后，注入局麻药 6 mL。若需阻滞上肢区

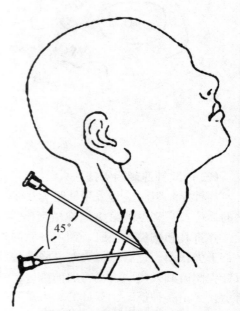

图 4-16　前外侧入路阻滞法

域时，可加大药量至 10 mL 左右。注药后即可用手指在肌沟内由上向下挤压，以促使药液向胸节方向扩散。另外，此法由第 7 颈椎横突水平进针也可取得满意的阻滞效果。

此法穿刺时，颈交感神经干与穿刺点皮肤非常接近，其间无其他重要组织，只有覆盖颈交感神经干的筋膜和肌肉间隔，且组织疏松，药液容易扩散，故用药量少，阻滞效果佳。更重要的是此法不易伤及颈总动脉、颈内静脉和椎动脉，且不易误入硬膜外腔或蛛网膜下腔，发生喉返神经阻滞的概率也很低；但亦应提高警惕。

（二）斜角肌前沟侧入路阻滞法

1. 体位　仰卧位，头转向健侧。

2. 定位　先确定斜角肌前缘与胸锁乳突肌后缘之间的肌沟，穿刺点在胸锁乳突肌后缘与颈外静脉交叉处，相当于环状软骨水平（第 6 颈椎横突水平）。

3. 穿刺与注药　局部皮肤常规消毒，在穿刺点部位，左手中、食指指尖分离前斜角肌与胸锁乳突肌，并向上触摸第 6 颈椎横突前结节，手指沿第 6 颈椎前结节向内上推顶颈内动脉鞘，手指指腹部位为前斜角肌、膈神经和第 6 颈椎前结节，此时，指尖与交感干仅以皮肤和皮下浅筋膜相隔。中、食指指尖分离 3 mm，从此手指缝隙与冠状面成 45°向后内进针，约 1 cm 可触及第 6 颈椎横突骨质，针尖在颈长肌内，回吸注射器无血液及脑脊液，可试注药，此时有一定阻力；边退针、边注药，当阻力突然消失，表明针尖恰在颈交感神经干所在的筋膜间隙，再次回吸注射器，确认无异常，即可注入局麻药 1.5~3 mL（图

4-17）。

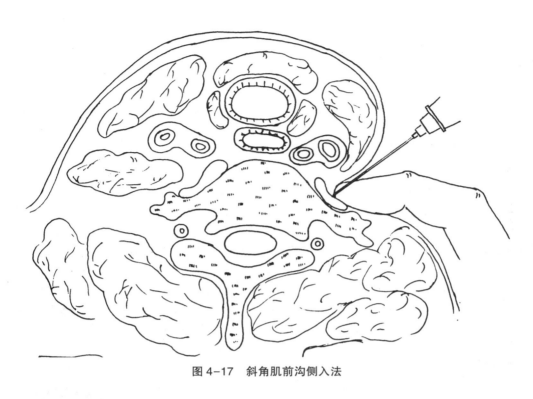

图 4-17 斜角肌前沟侧入法

四、后入路阻滞法

1. 体位 取俯卧位，双肩下垫薄枕；或侧卧位，患侧在上，头下垫枕使颈椎与脊柱保持水平，颈部稍向前屈曲。

2. 定位 进针点平第 1 胸椎棘突旁开 3～4 cm 处。

3. 穿刺与注药 穿刺点常规皮肤消毒后，选用 22 G 8～12 cm 长穿刺针，于穿刺点针头稍向内侧倾斜（与矢状面成 5°～10°角）进针。触及椎板骨质后，稍退针，使针尖向中线外侧离开椎板，穿越肋横突前韧带（此时有像硬膜外穿刺时的阻力消失感），以垂直方向刺入 2 cm，保持针头位置不动，注入水溶性 X 线造影剂 2～3 mL，造影证实进针位置正确后，缓慢注入局麻药 2～3 mL。

穿刺过程中，如果针头恢复到垂直位后再向下刺入仍触到椎板，就需重新在进针点外侧用局麻药做皮丘，再行进针至同侧椎板，然后将针由其外侧离开椎板，穿越肋横突前韧带。为使针尖穿刺到位，当针尖达到椎板时，可在针头上距皮肤 2 cm 处放一标志作为刺入深度的参照。造影是为了避免针尖误入胸膜腔或血管内。

此法操作困难，易致并发症，产生霍纳综合征的潜伏期较长，且征象也不如前入法或前侧入法显著，因此除非有特殊需要，一般不再应用。

五、连续阻滞法

连续阻滞法是对病程长或需每日施行 1～2 次阻滞的患者，为避免反复穿刺，采用套管针穿刺，置管留置以便多次注入局麻药进行 SGB 的方法。一般选用前入路阻滞法，用套管针经由第 6 颈椎穿刺成功后，取出针芯，保留套管并妥善固定，以便连续注药。但应警惕因颈部活动可使套管刺入附近动脉、硬膜外套袖或其他组织内，导致阻滞失败或引起相应的并发症。

六、影像引导阻滞法

传统的神经阻滞方法虽具有技术简单、操作方便等优点，但毕竟是一种盲探式操作，只能利用人体的解剖标志进行穿刺定位，常穿刺触及神经引发异感，故成功率不太高，且可损伤神经、血管导致严重并发症。对解剖标志不清或变异的患者，神经阻滞就更加困难，有报道其失败率可高达20%。近些年来，随着影像学的不断发展，影像引导下穿刺能明显提高穿刺成功率，改善治疗效果，并降低神经、血管损伤等严重并发症的发生率。常用的影像学定位手段有超声、C型臂、数字减影血管造影（digital subtraction angiography，DSA）和CT等。

1. 超声定位　超声作为临床疾病诊断的一种影像学手段，已应用多年。但超声作为影像定位方法，在疼痛治疗领域的应用还处于起步阶段。有报道，超声引导下行外周神经阻滞，如臂丛神经阻滞、坐骨神经阻滞，可以提高穿刺阻滞成功率，而且超声能明确显示神经周围的血管等重要结构，提高安全性，降低并发症的发生率。超声还可直观地观察到穿刺针的部位、注射药物的分布情况。与X线等影像定位方法相比，超声无放射污染性。有研究证实超声能够很好地显示眶上孔、眶下孔、第6颈椎横突根部等骨性结构，可以定位以上骨性标志，可重复性好，在其引导下进行头颈部疼痛治疗具有明显优势。有研究证实超声引导定位后穿刺，可使SGB后成功率及准确率提高到98%。

2. C型臂、DSA及CT定位　近几年发展起来的一些新的疼痛微创治疗（射频、等离子、O_3）方法，都以C型臂、DSA、CT或MRI等作为定位手段，因其价格较高，且具有放射性，这使其临床推广受到限制。但是随着神经成像技术的发展，新型的立体定向仪与CT、MRI联合使用，提高了神经定位的准确性，不受头位等影响，能更加精确地测算靶点。近年开展的用计算机辅助立体定向方法可望实现穿刺自动化，定位更准确，穿刺创伤更小，更安全可靠。

七、双侧阻滞法

既往忌用同时双侧SGB主要是顾虑心搏停止。但日本人奥田泰久观察了双侧SGB对心脏及循环状态的影响，结果表明双侧同时SGB对循环系统的抑制较单侧无明显差异，但单侧SGB存在"窃血"现象，即阻滞侧颈动脉血流增加的同时，非阻滞侧颈动脉血流减少。而双侧SGB两侧的颈动脉血流均有显著增加。有些疾病常有需要双侧SGB治疗，例如双侧内耳循环障碍性疾病，若仅施行或交替施行单侧SGB，患者会出现阻滞侧血流增加，而非阻滞侧血流减少；若同时双侧SGB，患者双侧血运均有改善。同时双侧SGB还可能发生双侧喉返神经同时阻滞，如果发生则非常危险。临床上，为避免这种不良反应，应先阻滞一侧，密切观察15 min，无不良反应或并发症后，再进行对侧阻滞。不可阻滞一侧后，随即就阻滞另一侧。

第四节　药物阻滞与物理阻滞

一、药物阻滞

药物阻滞是指在星状神经节部位注入药物，以可逆性阻滞星状神经节节前、节后纤维及所支配区域交感神经传导的方法。SGB常用的药物为局部麻醉药物（简称局麻药）。近年来，阿片类和生理盐水也用于SGB。

1. 局麻药　是经典的阻滞药物，它可逆性地阻滞神经传导，使神经元及其节前和节后纤维暂时性失去功能。常用药物包括以下三种。

（1）利多卡因：起效快、作用较强，可作为SGB的首选用药。常用浓度1%～1.5%，单侧单次剂量为3～10 mL，起效时间1～3 min，作用持续时间1～3 h。

（2）布比卡因：常用浓度0.25%～0.5%，常用剂量3～5 mL，起效时间5～10 min，作用持续时间3～6 h。但引起心血管的不良反应较多。

（3）罗哌卡因：起效快、作用持续时间长，也常用于临床。其常用浓度、剂量、起效时间和作用时间与布比卡因相同。

2. 阿片类药物　近年来发现不仅大脑和脊髓内有阿片受体，星状神经节内也有阿片受体。应用阿片类药物也可以达到 SGB 的效果，最常用的药物是芬太尼。其阻滞星状神经节的作用时间比局麻药长，阻滞效果的判断相同，主要不良反应为呕吐。目前用芬太尼阻滞的方法为：双侧阻滞，每侧注入芬太尼 1 mL（50 μg）＋生理盐水 5 mL，共 6 mL；单侧阻滞，芬太尼 2 mL（100 μg）＋生理盐水 4 mL，共 6 mL。一般每周阻滞 1~2 次，期间可配合局麻药阻滞。

3. 生理盐水　将生理盐水 6~10 mL 注入星状神经节周围，也可以产生一定的阻滞效果。可能与局部刺激、压迫星状神经节或颈交感干有关。其阻滞作用时间短，不良反应少。

鉴于星状神经节本身没有病变，治疗作用是通过 SGB 后的直接和间接作用达到治疗目的的，因此阻滞用药不应杂乱。除了上述药物外，其他药物包括肾上腺糖皮质激素、维生素、中药及神经破坏药物等用于 SGB 没有理论基础和临床依据，应禁止应用。

二、物理阻滞

物理阻滞是指采用物理学方法，即利用激光经皮肤照射星状神经节部位，以达到 SGB 效果的方法。这种方法无创、无痛，可反复进行，还具有一定的治疗作用，患者容易接受。SGB 采用的激光分为超激光和弱激光。

1. 超激光　是指直线偏振光近红外线。普通光是无偏振的光，它并不表现出电场或磁场的极性。只有偏振光才表现出电场或磁场的极性，对组织产生光电磁场效应，进而对机体产生刺激效应。临床应用直线偏振光近红外线治疗仪（商品名为超激光治疗仪）滤出可产生电场和磁场的直线偏振光，利用直线偏振光的电能、光化学能和热能对星状神经节进行照射，促进体内活性物质生成，抑制交感神经兴奋性而起到 SGB 作用。

直线偏振光近红外线治疗仪滤出的直线偏振光波长为 0.6~1.6 μm，不易被组织吸收，穿透能力强，对人体组织的有效照射深度达 5 cm 以上，在体内将吸收的辐射热转为热能，故可出现温热感。因此，直线偏振光照射可用于疼痛治疗。此外，直线偏振光照射产生的电磁场效应和光化学效应，还可调节人体自主神经和内分泌系统，增强机体免疫力，有利于维持机体内环境的稳定。

应用直线偏振光近红外线治疗仪进行 SGB 时，选用 SG 型照射探头，输出功率 1 800 mW，光点直径 7 mm。将照射探头对准星状神经节位置。照射参数为：功率 60%~80%，照射 1 s，停止 2 s，每次照射时间 10 min。如需双侧照射，则分别进行。1~2 次/d，10 d 为 1 个疗程。照射期间注意局部皮肤情况，可调整功率，以免灼伤。

2. 弱激光　即低强度激光，是一种低功率、低能量的激光，无光热效应，以光化学效应和电磁效应为主。弱激光照射引起的局部温度升高不超过 0.1~0.75 ℃，不会引起局部组织的生物学改变。弱激光直接照射生物组织，不会产生不可逆的损伤，可广泛用于无创治疗。临床常用的弱激光有 He-Ne 激光（波长 632.8 nm）、GaAlAs 激光（波长 820 nm、830 nm）、GaAs 激光（波长 904 nm）、Nd：YAG 激光（波长 1 064 nm）等。

采用弱激光进行 SGB 时，通常采用功率 60 mW、波长 830 nm 的连续波，光点直径 2 mm，连续照射，每次照射时间 10~15 min，1 次/d，5~7 d 为 1 个疗程。

第五节　星状神经节阻滞的效果判断

SGB 后可以出现两大类症状和体征：①阻断了颈上和颈中交感神经节的节前纤维后产生的症状和体

征，以霍纳综合征为代表；②阻断星状神经节本身及节前和节后纤维引起的症状与体征，表现有椎动脉系统支配的头面部与上肢的症状和体征。因此，霍纳综合征不一定只有星状神经节阻滞后才出现，阻滞颈上神经节节前纤维就可以出现。星状神经节阻滞后不出现霍纳综合征，也有一定的疗效，但效果欠佳。

1. 临床判断　SGB 后，典型的表现是出现霍纳综合征，表现有同侧瞳孔缩小、眼睑下垂和眼球凹陷；其次出现结膜充血、颜面潮红、颜面肿胀感、鼻塞、星状神经节支配区域皮肤温度上升、出汗停止等。手掌皮肤温度上升与发汗停止是星状神经节阻滞最重要的症状和体征。

2. 仪器判断　常用仪器有脉搏描记仪、超声波仪、多普勒仪等，主要测定星状神经节支配区域的血流量和血流速度的变化。应用淀粉碘化实验观察阻滞侧的发汗情况，应用温度记录仪测量相应部位的皮肤温度变化，借以判断 SGB 的效果。

第六节　星状神经节阻滞的疗程

星状神经节的节前纤维来自上胸部，节后纤维广泛分布于头面部和上肢、上胸部，与颈上神经节和颈中神经节广泛交通，形成了许多神经丛，对心血管、呼吸、消化系统均有一定的作用。SGB 的治疗作用包括局部的直接作用和全身的间接作用，临床上，星状神经节阻滞的间接作用更重要。

SGB 用于治疗和调整疼痛性疾病和其他疾病，多需要长时间、反复阻滞，阻滞频次主要取决于所患疾病的种类及疾病的严重程度等，根据病情开始可 1 次/d，一般 7~10 次为 1 个疗程，以后可隔日 1 次或每周 1~2 次。对于面神经麻痹、突发性耳聋、雷诺病、带状疱疹后神经痛、复杂性区域疼痛综合征、灼痛、残肢痛、幻肢痛等，可能需要多个疗程。治疗效果也需要 1 个或多个疗程后才能显现。SGB 一般行单侧阻滞，双侧阻滞多隔日进行；如需双侧同时阻滞，可交替进行，必须要间隔一定的时间，以免双侧喉返神经、膈神经及其他神经被同时阻滞，引起严重并发症。

第七节　阻滞后的观察与监测

SGB 后患者的循环和呼吸功能可能出现不同程度的变化，除了在阻滞期间进行密切观察外，阻滞后也必须密切观察患者的血压、脉搏、血氧饱和度及心电图的变化，每 5~10 min 观察记录 1 次，最少观察 1 h。若发现患者出现烦躁不安或过度镇静时，要高度注意，可鼻导管吸氧或面罩吸氧，需要时给予神经安定药物。出现明显的不良反应或中毒反应，应积极抢救，保持患者循环、呼吸稳定。

SGB 后，密切观察 1 h，患者意识清楚、呼吸与循环稳定、无眩晕和恶心、呕吐等不良反应及并发症后，方可离开治疗室。如未达到上述标准者，应继续留院观察，并给予相应的治疗，包括静脉输液、应用安定、镇静药物，直至达到离院标准。

第五章　星状神经节阻滞的适应证与禁忌证

目前认为 SGB 有周围作用和中枢作用，周围作用为阻滞局部的交感节前或节后纤维，使所支配组织器官的血流量显著增加，同时使交感神经过度兴奋引起的一系列症状得到改善；中枢作用为通过改善下丘脑的血液循环，调理下丘脑的功能，维护内环境稳定，而使机体的自主神经功能、内分泌功能和免疫功能等保持正常。SGB 的适应证非常广泛，包括以下部位的疾病。

1. 头颈和颜面部疾病　头痛，如偏头痛、紧张型头痛、丛集性头痛、颞动脉炎等；脑血管痉挛、脑血栓、脑梗死；脱发症等；末梢性面神经麻痹，如贝尔（Bell）麻痹病、外伤性面神经麻痹；颜面部疼痛，如非典型性颜面部疼痛、咀嚼肌综合征、下颌关节综合征等。

2. 眼及口腔疾病　视网膜血管闭塞、视网膜色素变性、视神经炎、角膜溃疡、青光眼、过敏性结膜炎、眼疲劳等；舌痛症、溃疡性口腔炎。

3. 耳鼻喉疾病　过敏性鼻炎、慢性鼻窦炎、突发性耳聋、梅尼埃病、扁桃体炎、耳鸣、嗅觉障碍。

4. 上肢疾病　上肢血循环障碍（雷诺病、急性动脉闭塞症）、颈肩臂综合征、外伤性颈部综合征、胸廓出口综合征、肩周炎、手术后水肿（乳腺癌术后综合征）、肱骨外上髁炎、颈椎病、臂丛综合征、硬皮病、多汗症、冻伤。

5. 心脏及呼吸系统疾病　心肌梗死、心绞痛引起的胸痛、窦性心动过速、慢性支气管炎、肺水肿。

6. 整个支配区域的疾病及其他疾病　整个支配区域的疾病如带状疱疹、复杂性区域疼痛综合征、灼痛、残肢痛、幻肢痛；其他疾病如甲状腺功能亢进、失眠、自主神经失调、便秘、痔及痛经。

随着基础研究和临床实践的进展，SGB 的适应证会更广泛。

第一节　局部作用的适应证

SGB 是将颈上、中、下交感神经节及其节前、后纤维的全部或部分施行阻滞，从而阻滞了这些交感神经支配的血管运动、腺体分泌（汗腺、唾液腺、气管等）、肌肉紧张、支气管收缩及传导痛觉的各神经纤维，因此使受该交感神经支配的头、面、颈、肩、上肢、气管、心、肺及上胸部的组织器官因交感神经过度兴奋引起的循环障碍、痛觉过敏、异常出汗等改变得到调整和治疗。

一、头、颈、上胸部疾病

1. 带状疱疹　面部、头颈部、上肢、上胸背部，即第 3 胸椎以上部位的带状疱疹为 SGB 的最佳适应证。因带状疱疹发生于三叉神经者占 27.3%，颈部神经者 13.7%，再加上上胸部神经者可达 51%，故 SGB 应用率高。带状疱疹发生于三叉神经第 1 支者可伴有角膜炎、结膜炎、虹膜炎及葡萄膜炎，SGB 治疗均有效，并且还可降低眼压。带状疱疹引起的脊神经炎可刺激脊髓侧角细胞，使交感神经兴奋，引起患部血管收缩、循环障碍及缺氧，行 SGB 能纠正上述生理改变。对带状疱疹发病 2 周内施行交感神经阻滞者不但产生较好的镇痛效果，而且对 90% 以上患者有预防带状疱疹后神经痛的作用。1980 年有人对 27 例急性带状疱疹（acute herpes zoster，AHZ）施行了 SGB，全部解除了疼痛。1985 年另有人报道治疗带状疱疹后神经痛（post-herpetic neuralgia，PHN）77 例，施行 SGB 治疗后 75% 患者疼痛缓解，25% 疼痛消除。1 年内的 PHN 患者疼痛减轻率为 60%，疼痛消除率为 15%；1 年以上的 PHN 患者疼痛减轻率为 44%，疼痛消除率为 22%。对三叉神经区的带状疱疹用布比卡因进行 SGB 治疗，可使 77% 患者的感觉迟钝得到消除，皮肤疱疹较对照组愈合得快。

2. 反射性交感神经性萎缩症（reflex sympathetic dystrophy，RSD）　与交感神经功能异常有密切关系，故施行交感神经阻滞是目前最佳的疗法。SGB 适用于上肢、面部的 RSD 治疗。根据病情一般隔日或数日治疗 1 次，数周到数月反复进行。有人用芬太尼行 SGB 治疗 RSD。双侧患病时，可同时分侧先后施行。双侧 SGB 时每侧使用芬太尼 50 μg 加生理盐水 5 mL，只单侧阻滞时则用芬太尼 100 μg 加生理盐水 4 mL，每周 1 次，间隔期内可用利多卡因行 SGB 1~2 次。1989 年 Arias 报告 1 例 39 岁女性两上肢顽固性 RSD 患者，用多种方法治疗无效，使用舒芬太尼（sufentanyl）5 μg 加生理盐水 10 mL 行单侧 SGB，注药后 5 min，同侧上肢疼痛减轻 98%，出现霍纳综合征及血管扩张，但上肢温度未见升高，也无呼吸抑制，隔日后再行 SGB 1 次，2 个月后患者的持续性疼痛减轻 70%~75%。舒芬太尼的脂溶性是芬太尼的 2 倍，故经软组织吸收快、发挥作用快，而其镇痛作用是芬太尼的 10 倍，虽然其消除半衰期较芬太尼短，但由于与阿片受体的亲和力较芬太尼强，故作用持续时间更长。有人试用丁丙诺啡行 SGB 治疗，但未见疗效。

治疗 RSD 虽然交感神经阻滞为首选方法，但应在治疗前确定 RSD 的致痛性质。Ocho 曾指出：RSD 分为交感神经持续性疼痛（sympathetically maintained pain，SMP）和交感神经无关性疼痛（sympathetically independent pain，SIP），前者对 SGB 治疗反应好，后者不但无效，反使疼痛加重。

3. 多汗症　与交感神经紧张有关，SGB 能治疗其支配区的多汗。图 5-1 是非典型面部疼痛患者的左侧面部多汗症，左侧 SGB 后，汗液试验结果显示左侧面部、颈部为阴性，而右侧（未阻滞侧）为阳性。

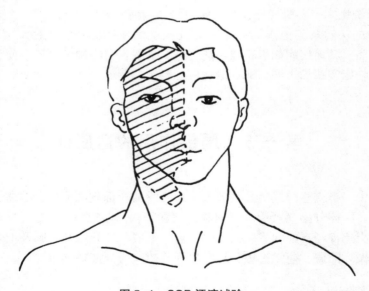

图 5-1　SGB 汗液试验
左侧阻滞，汗液试验阴性；右侧未阻滞，汗液试验阳性

二、头痛

头痛包括偏头痛、紧张型头痛、丛集性头痛，以及颞动脉炎、脑血管痉挛、脑血栓、脑梗死等引起的头痛。SGB 对血管性头痛的治疗，主要是改善血管痉挛或扩张引起的血管异常活动，使其达到稳定状

态；对血管壁的水肿、无菌性炎症有抗炎作用，交感神经阻滞后血流改善，可增强其抗炎效果；阻断由交感神经引起的疼痛传导。对紧张型头痛能阻断反射性交感神经过度紧张所致疼痛的恶性循环，又能直接减轻肌紧张程度。SGB 的抗炎作用可治疗颞动脉炎。日本关东递信医院统计：用 SGB 治疗偏头痛、紧张型头痛的有效率达 79.1%，丛集性头痛的有效率为 66.3%。对 1 例 58 岁脑梗死引起的中枢性面神经麻痹患者，15 d 内施行梗死侧的 SGB 治疗 12 次后，面瘫完全纠正，用多普勒检查证实脑血流量较治疗前明显增加。

三、颜面部疾病

末梢性面神经麻痹，如贝尔麻痹、亨特（Hunt）综合征、外伤性麻痹等；面部疼痛，如非典型面部痛、咀嚼肌综合征、下颌关节综合征、三叉神经痛等。末梢性面神经麻痹中的贝尔麻痹占 81%，主要因营养面神经的血管发生痉挛，导致缺血，使面神经管内的神经鞘膜产生水肿，此水肿还可引起继发性缺血，压迫神经以致出现面神经麻痹。SGB 可增加颈动脉及椎动脉支配区的血流，解除其血管痉挛，消除神经鞘膜水肿，改善其营养及缺氧状态，防止继发性神经变性。对各种原因引起的面神经麻痹，如外伤性和耳性麻痹，以及贝尔麻痹、亨特综合征皆有效。一般一日 1~2 次，20~30 d 为 1 个疗程，发病 7 d 内的贝尔麻痹治疗 1 个疗程的治愈率达 95% 以上，发病 7 d 以上的治愈率近 80%，但常需治疗几个疗程。

在面神经麻痹治疗过程中，判定麻痹程度对指导治疗、判定预后有重要意义。检查方法有两种：一种是对面部表情肌运动和外观的评分方法，满分为 40 分，10 分以下预后不良，10~20 分值得注意，20 分以上预后良好；另一种是神经电图（electroneurogram，ENOG），用以检查患者的面神经去神经程度。用肌电图仪及电刺激装置对面部神经给予 0.2 m/s 的方波刺激、超大刺激，记录面肌的表面动作电位，做两侧检查，测定患侧和健侧动作电位的百分比，同时观察刺激面神经时有无面肌颤搐。

根据 ENOG 将去神经程度分成四类（表 5-1）。ENOG 对发病 2 周后的麻痹判定程度、判定预后、指导治疗有一定的意义，但在麻痹恢复中电反应较麻痹外观评分反应慢，应以后者判断为主。非典型性颜面部疼痛与血管、自主神经支配区域密切相关，其疼痛主要由颈部交感神经传导，故 SGB 治疗有效。

表 5-1　去神经程度的分类

去神经程度	ENOG	肌肉颤搐
+++	20%以下	无
++	20%以下	有
+	20%~50%	有
−	50%以上	有

四、眼部疾病

视网膜血管闭塞症、视网膜色素变性症、视神经炎、白内障摘除术后黄斑部水肿、角膜溃疡等因 SGB 可增加眼部血流供应及抗炎症作用而奏效。迁延性术后眼痛，眼科手术外伤愈合疼痛，用一般消炎镇痛药效果不佳时，SGB 后疼痛减轻，而对眶上、眶下等神经损伤性疼痛，SGB 不能发挥作用；过敏性结膜炎、眼睑炎，用抗过敏药及类固醇药点眼和口服药治疗无反应者可行 SGB 治疗；视网膜动脉闭塞症，应用血栓溶解药、改善循环药、高压氧治疗不能改善的病例行 SGB 治疗有效；白内障摘除术后黄斑部水肿，SGB 可减轻水肿，其他中心性浆液性脉络膜视网膜病、青年及老年圆板状黄斑变性、糖尿病性视网膜病变、葡萄膜炎、视神经萎缩等采用 SGB 或并用其他治疗也可取得一定效果。

五、耳鼻喉科疾病

此类疾病包括突发性耳聋、耳鸣、过敏性鼻炎、梅尼埃（Meniere）病。

1. 突发性耳聋　为突然发生的感音性耳聋，可因病毒感染及内耳动脉痉挛、栓塞，使供应内耳的营养发生障碍而发病。也有因咳嗽、喷嚏、弯腰、低头使迷路内压升高引起蜗窗破裂所致。听力检查为感觉神经性耳聋，听力曲线表现为四型，即平坦型、高频型、低频型及全聋型，SGB 治疗的有效率分别为 72%、60%、53.8%、48%。其治疗作用是增加内耳血流，改善缺氧，再并用高压氧治疗以纠正内耳缺氧。但因高压氧在 0.3 MPa（3 个大气压）时脑血流量减少 25%，故在 SGB 后使内耳血管扩张后再行高压氧治疗，对改善内耳血供十分有效。两种方法并用，发病 14 d 以内治疗者有效率为 86.7%。SGB 治疗每日 1 次，20 次为 1 个疗程。

2. 耳鸣　有人报道 34 例耳鸣患者行 SGB，采用 1% 利多卡因 10~15 mL，每 3 d 一次，5 次为 1 个疗程，治愈率达 41.2%，有效率为 76.5%。

3. 过敏性鼻炎　日本关东递信医院门诊患者 396 例分析：①患者反映用 SGB 治疗较其他疗法（点鼻脱敏、针灸等）效果更佳者占 43.0%，较服药治疗效果好者占 35.1%。②SGB 疗效评价有效 60.0%，无效 17.0%，恶化 0.5%，不明 22.5%。③治疗时间，长期（数月至年余）持续有效占 54.3%，短期（数日）有效为 45.7%。④治疗性质为对症治疗，效果为 67.8%，预防性治疗 14.4%，两者兼有 17.8%。反复施行 SGB 时，可改变交感神经功能，对组胺的反应方式也有改变，从而起到预防并发症的效果。切除一侧交感神经节的犬，引起鼻黏膜对组胺、5-HT、寒冷过敏，出现鼻塞、鼻黏膜分泌增加，但如反复行 SGB 时，对交感神经反应可产生适应，对上述病因不再产生剧烈反应。对花粉过敏者，SGB 能抑制交感神经过度紧张状态，缓解鼻黏膜微细动、静脉痉挛，还可直接抑制鼻液的分泌及抑制靶细胞释放化学递质的作用，因而可减轻对花粉的过敏反应。

六、颈部、肩胛及上肢疾病

凡上肢疼痛与反射性交感神经兴奋有关的疾病都可施行 SGB 治疗。

1. 伴有循环障碍的疼痛　雷诺综合征、闭塞性动脉疾病、乳房切除术后综合征、多汗症、冻伤等均可用 SGB 治疗。有人报道 1 例 39 岁女性重症雷诺综合征患者，入院时两手指剧痛，右中指末端坏死，每周 1 次 SGB，经 6 周治疗后坏死部脱落，1 年后右第二指出现发绀，经 SGB 及硬膜外阻滞后 10 d 症状改善。哈尔滨医科大学二院治疗 1 例 29 岁女性雷诺综合征患者，右手各指发绀、剧痛，行 SGB 每日 1 次，经 10 次后，肿胀、发绀、疼痛皆消失出院。

2. 与臂丛神经分布不一致的肩上肢痛　作者治疗剧烈性肩、臂丛神经痛 4 例：女 3 例，男 1 例，年龄 41~63 岁，病程 3~25 d。肩、上肢剧烈疼痛，坐卧不安，影响睡眠和饮食，服用抗风湿和麻醉性镇痛药、理疗等均无效。颈椎 CT 报告有轻度骨质增生。首例开始采用臂丛神经阻滞，虽患侧臂丛神经已完全阻滞，但无镇痛效果。后改用 SGB 后，疼痛消失，经 3 次 SGB 治疗（1 次/周）痊愈。

3. 其他

（1）关节、滑膜等深部组织及对疼痛敏感的组织器官出现的疼痛。

（2）神经损伤、炎症、麻痹、臂丛神经嵌压性神经病变。

（3）伴有肌肉张力增加的疼痛，如由颈至臂的肌张力增加导致继发性神经刺激，引起循环障碍，进一步使肌张力增加，形成恶性循环，引发颈肩臂综合征。

七、心脏疾病

SGB 可用于心绞痛、心肌梗死及窦性心动过速的辅助治疗。

八、呼吸系统疾病

SGB 常用于支气管哮喘、慢性支气管炎、肺栓塞及肺水肿的辅助或联合治疗。有人报道，对 11 例支气管哮喘患者施行 SGB 治疗，并进行呼吸功能检查，检查项目包括呼吸频率（respiratory rate，RR）、潮气量（tidal volume，TV）、分钟通气量（minute volume，MV）、第 1 秒用力呼气容积（forced expiratory volume in one second，$FEV_{1.0}$）；脉搏血氧饱和度（pulse oxygen saturate，SpO_2）；呼气末二氧化碳（end-tidal CO_2，$ETCO_2$）及自主神经功能测定与症状观测，结果显示 SGB 有一定疗效。

第二节　全身作用的适应证

SGB 对全身的自主神经系统、免疫系统、内分泌系统等也有调节作用，能调节机体内稳态功能，促进生理功能的恢复。其作用系通过改善下丘脑血液循环而调理下丘脑的功能，维护内环境稳定而使机体的自主神经、内分泌和免疫等功能恢复正常。由于环境条件的改变、人体内稳态的变化、情绪的波动、紧张等均可使大脑皮质和大脑的边缘系统受到刺激，这种刺激传至下丘脑，又强烈地刺激交感神经中枢。另外，体内代谢有关的信息传至下丘脑，经整理、分析、判断后再发出的新指令直接作用于自主神经系统，对免疫及内分泌产生不利影响。SGB 可缓和这种交感神经的过度紧张，改善脑尤其是间脑、下丘脑的血流，改善其功能，并可作为多种疾病的治疗或辅助治疗。

一、星状神经节阻滞对机体内稳态功能的调节

若杉文吉发现，面神经麻痹、头痛、带状疱疹、反射性交感神经萎缩症等患者长期、多次 SGB 治疗，原来伴有的疾病可得到缓解，有的可恢复正常，如高血压、低血压患者的血压可恢复正常，且不会造成矫枉过正。

1. 血压异常　原发性高血压或低血压病患者经反复多次 SGB 后，血压可恢复到正常范围。

2. 微热或低体温　对原因不明的微热患者，经过多次 SGB 后可恢复到常温。此外，有许多自主神经功能失调的患者，体温经常在 35 ℃左右，反复多次 SGB 后，在体力增强的同时体温也恢复正常。

3. 多汗症　全身多汗症反复多次 SGB 后可痊愈。

4. 慢性便秘或腹泻　经反复 SGB 后，大便多转为正常。

5. 体重增加或减少　经反复多次 SGB 治疗后，可恢复到标准体重。

6. 甲状腺功能亢进或减退症　有些甲状腺功能亢进者，经多次 SGB 治疗，症状改善，各种实验室检查值接近正常。对甲状腺功能低下者，反复 SGB 后甲状腺功能恢复正常。甲状腺功能亢进的巴塞多（Basedow）病（突眼性甲状腺肿）同时伴有桥本（Hashimoto）病（慢性淋巴细胞性甲状腺炎）者，SGB 也有一定疗效。

7. 肢端红痛或发绀症　肢端红痛症是因交感神经功能减低所致，经反复 SGB 后可得到改善；而肢端发绀症因血运不佳，SGB 也有一定的疗效。

8. 嗜睡或失眠症　失眠症很常见，用 SGB 治疗效果较好，对嗜睡症者也有疗效。

9. 过食或厌食症　对食欲不振症者有效。对过食者多次行 SGB 后，饥饿感消失，因而食量变为正常。

10. 少尿　很多患者应激后出现少尿，经多次 SGB 后可使排尿量正常。

二、星状神经节阻滞对神经、内分泌及免疫系统功能的调节

1. 自主神经系统　多种应激刺激通过大脑刺激下丘脑的自主神经，尤其刺激交感神经中枢，使交感神经系统过度紧张，末梢血管收缩，导致各种疾病状态。其中主要是与下丘脑相联系的神经系统、内分泌系统、免疫系统的功能遭受损害。反复 SGB 可改善这些功能。对涉及自主神经系统的不定陈诉综合征、高血压病、低血压病、站立性调节障碍、汗液分泌异常、外分泌异常等均有效。对不同类型的不定陈诉综合征，包括神经症型（心理性）、心身型（心理和自主神经功能失调）和原发性自主神经功能失调（无心理因素）都有疗效。SGB 每日或隔日 1 次，10～20 次为 1 个疗程。重症者常需治疗多个

疗程。

2. 内分泌系统　SGB 对内分泌系统疾病的治疗作用快、疗效好，如经前期紧张症、痛经症都能改善或痊愈，尤其对更年期综合征效果更好。

3. 免疫系统　SGB 对自身免疫疾病、结缔组织疾病及神经肌肉疾病等主要是辅助治疗或联合治疗。

第三节　禁忌证

SGB 禁忌证主要是全身性疾病或局部病变，包括以下几种。

（1）出、凝血时间延长，有出血倾向，或正在施行抗凝治疗者。

（2）高度恐惧、小儿及精神异常等不能合作者。

（3）局部炎症、肿瘤、气管造口者。

（4）连续、剧烈咳嗽者。

（5）其他不能或不宜进行 SGB 者。

第四节　注意事项

SGB 一定要做好充分的术前准备，事先向患者介绍阻滞的方法和经过，取得患者的合作。阻滞期间和阻滞后必须密切观察，及时发现和治疗并发症及不良反应。

鉴于星状神经节周围有重要的神经和血管，解剖结构复杂，变异较多，实施该神经节阻滞并非简单的穿刺操作，应当由有资质的疼痛科医师或麻醉科医师实施，以保证治疗效果和减少不良反应与并发症，配备好急救设备和药物。临床上，星状神经节阻滞最好选择经典的阻滞方法和阻滞药物，其他方法可根据患者的具体情况和治疗需要选择应用。对于第 7 颈椎横突阻滞遇有困难者，尤其颈部短粗或老年人因颈部肌肉僵硬不容易分离定位者，可选用第 6 颈椎横突阻滞，也可选用其他入路的阻滞方法。

对于大多数疾病来说，SGB 的主要作用机制是通过阻滞后的间接作用，而非直接作用。因此，SGB 的疗效显现根据疾病的种类、病情轻重有所不同，一般需要 1 个疗程以上。对某些顽固性疾病，判定 SGB 疗效可能需要 3 个疗程以上，例如神经性尿失禁、重症面瘫及就诊迟延者。

第六章　星状神经节阻滞的并发症与预防

SGB 操作看似简单，实际上并非如此，星状神经节的解剖比邻较复杂，周围有重要的椎动脉、颈内动脉及喉返神经、膈神经、迷走神经等，操作不当很容易出现并发症和不良反应。另外，SGB 需要反复多次的阻滞，局部解剖结构可能发生一定的改变，发生并发症和不良反应的概率也会增加。发生毒副反应重者可危及生命，轻者也会引起医生和患者高度紧张，甚至于患者放弃治疗。SGB 的并发症包括局部并发症和全身性并发症，局部并发症常见，全身性并发症虽少见但经过凶险。疼痛科医师、麻醉科医师或经过上述科室培训合格的医师方可进行 SGB 治疗。在治疗过程中，必须密切观察和监测患者的生理指标及有无不良反应和并发症的发生，并事先做好各种急救或抢救的准备，包括人工呼吸、气管插管、各种急救药物等。

一、喉返神经阻滞

喉返神经阻滞的发生率较高，约为 20%，事先应向患者交代清楚，一旦发生，不宜进食、进水。

1. 原因　左侧喉返神经向后绕过主动脉弓，右侧喉返神经向后经锁骨下动脉返回向上，位于食管与气管之间形成的沟内。SGB 时，针尖过于偏内侧或针尖过浅容易阻滞喉返神经。在穿刺过程中，患者有吞咽动作等，也会阻滞喉返神经。

2. 临床表现　SGB 后 5~10 min，患者出现声音嘶哑或失音、咽部异物感，严重者可出现胸闷、呼吸困难。喉返神经完全阻滞不能发音者罕见，多表现为不同程度的嘶哑。侧入法 SGB 发生喉返神经阻滞的比例较高。

3. 治疗　一般不需要特殊的治疗，1~2 h 可恢复。但应当向患者解释，尽可能消除患者的恐惧心理和不必要的担心。

4. 预防　SGB 时，一定要定位准确，严格操作规范。如果进行双侧 SGB，一定确保无喉返神经阻滞后，再进行另一侧的 SGB。

二、臂丛神经阻滞

臂丛神经阻滞的发生率较低，约为 4%。

1. 原因　发生臂丛神经阻滞的主要原因是定位不准确，针尖偏向外侧或过深刺入椎板间隙，同样，侧入法阻滞的发生率较高。

2. 临床表现　阻滞侧的上肢出现麻木，严重者上肢不能活动，也有在 SGB 过程中出现阻滞侧麻木或上肢刺痛感。

3. 治疗　一般不需要特殊治疗，密切观察，待其自然恢复。

4. 预防　首选气管旁阻滞方法，正规操作，包括定位、分离气管旁的组织、穿刺针垂直进针，抵达横突骨质。穿刺过程中出现臂丛受刺激，应当改变穿刺针的方向；注药时，患者有上肢沉重感，应当引起注意。

三、膈神经阻滞

膈神经阻滞多无明显的临床表现，重要的是应避免同时行双侧 SGB，以防双侧膈神经同时阻滞，造成呼吸功能障碍，发生意外。

1. 原因　膈神经主要由第 4 颈神经组成，同时接受第 3、5 颈神经的小部分分支。SGB 时，因为定位不准确、药物浓度高、注射剂量大，尤其是侧入法穿刺容易导致膈神经阻滞。

2. 临床表现　单侧膈神经阻滞一般没有明显的临床表现，可表现有胸式呼吸减弱，腹式呼吸增强，严重者可有潮气量减少、咳嗽无力，甚至呼吸困难和发绀，尤其是已有呼吸系统疾病的患者。

3. 治疗　一般不需要特殊治疗，待局麻药作用消失后，可自行恢复。可鼻导管吸氧或面罩吸氧，严重者可行人工辅助呼吸。

4. 预防　SGB 定位一定要准确，气管旁阻滞要把胸锁乳突肌推向外侧，局麻药不要超过规定的浓度和剂量。侧入法阻滞时更应当定位准确。如果双侧阻滞，一定要确定没有膈神经阻滞后，方可进行另一侧的阻滞。

四、气胸

1. 原因　星状神经节位于第 7 颈椎横突的前方至第 1 肋骨颈前方，颈长肌之上，其下方是肺尖，周围有斜角肌、锁骨下动脉、颈总动脉、椎动脉，尤其是右侧胸膜与星状神经节紧邻，如果 SGB 时进针过深，极易误伤胸膜和肺组织。

2. 临床表现　视肺损伤的程度和气胸的严重程度，临床表现不同。轻者可无症状，有些可表现有胸闷、胸痛及呼吸困难；严重者可出现张力性气胸，临床症状进行性加重。凡有气胸或怀疑气胸者，应当及时拍胸部 X 线片，借以明确诊断和判断气胸的严重程度。

3. 治疗　轻者不需要特殊治疗，临床观察，待其自愈；严重者需要胸腔闭式引流，尤其是有张力性气胸者应当尽快进行胸腔穿刺减压和闭式引流。

4. 预防　气胸多发生在第 7 颈椎横突 SGB 时，为了寻找第 7 颈椎横突，过于向尾侧进针，尤其是颈部短粗、肥胖患者，可进行第 6 颈椎横突阻滞方法，以减少气胸的发生。

五、蛛网膜下腔阻滞或硬膜外腔阻滞

1. 原因　SGB 将药物误入蛛网膜下腔的途径主要有三个：①穿破硬脊膜，将药物直接注入蛛网膜下腔；②针尖进入脊神经鞘，沿神经鞘逆行进入蛛网膜下腔；③局麻药扩散到交感神经交通支周围的潜在间隙，经过蛛网膜绒毛，尤其是"墨套"进入蛛网膜下腔。SGB 时，采用后入路、前外入路穿刺时容易发生蛛网膜下腔阻滞或硬膜外腔阻滞，而前入路则不易发生。

2. 临床表现　药物进入蛛网膜下腔是极其严重的并发症，即或是小量的局麻药也可引起高位脊神经的阻滞，包括膈神经阻滞，引起明显的呼吸、循环抑制，严重者意识丧失。患者早期可出现胸部压榨感、呼吸困难、血压下降，进一步发展可出现不能说话、发绀、脉搏细速、血压明显降低、呼吸减慢或停止、意识消失，如果抢救不及时可造成窒息，心搏骤停。因此，SGB 后，应当密切观察患者的反应，对于异常情况应予以高度重视。

3. 治疗　一旦发生或高度怀疑有误入蛛网膜下腔的情况，应立即给予吸氧、人工辅助呼吸，需要时行气管内插管、人工通气；建立静脉输液通路，应用抢救药物，维持循环功能。纠正休克、维持肾功能，直至循环及呼吸功能恢复和稳定。送重症监护室（intensive care unit，ICU）观察。

4. 预防　再次强调定位准确，体表解剖标记清楚，严格控制进针的角度和深度，针尖最好顶在第 6 颈椎或第 7 颈椎横突的骨膜，并固定针头后再注药，而且要充分回吸，分次注射。注药时要密切观察患者的反应。注药后要密切观察 20~30 min。

发生硬膜外腔阻滞的原因与蛛网膜下腔阻滞的原因相似，主要是药物扩散到硬膜外腔。因此，临床

症状出现稍晚，而且阻滞呈节段性，治疗方法同蛛网膜下腔阻滞。

六、药液误入血管

1. 原因　SGB 的部位有椎动脉和颈内动脉，在第 7 颈椎横突根部阻滞时最容易穿破椎动脉，因为椎动脉越过第 7 颈椎横突，然后进入第 6 颈椎的横突孔；阻滞时，如果针尖偏向外侧，极易穿刺到该动脉。在第 6 颈椎进行 SGB 则可误入颈内动脉，主要原因是分离气管旁的组织不充分，针尖没有顶住横突的骨膜，或针尖穿刺到横突骨膜后，又离开过多。

2. 临床表现　穿刺误入血管，如果能及时发现，迅速拔针，局部压迫，一般不会引起不良反应或并发症。如果将药物注入上述动脉内，则可引起严重的并发症，出现局麻药的中毒反应。根据注入的剂量和速度，轻者表现有中枢神经及交感神经兴奋症状，如心悸、气促、不安、多言、多汗、血压升高，也可表现有头昏、眩晕、恶心、呕吐、面色苍白；重者出现抽搐、惊厥、呼吸困难、发绀、血压和脉搏急剧波动，甚至发生呼吸、循环衰竭和心搏骤停。

3. 治疗　药物误入动脉应当视为严重的并发症，需要积极地治疗和抢救。对于轻者，迅速吸氧，可静脉注射咪达唑仑，密切观察；对于重者或出现抽搐与惊厥者，需要迅速面罩吸氧，静脉注射咪达唑仑；对呼吸困难者需要进行气管内插管，维持呼吸和循环功能，必要时进行抢救和心肺复苏。

4. 预防　进行 SGB 时不仅注药前要回吸，注药过程中也应反复回吸。另外，注药速度应缓慢，注药期间除密切观察患者反应，注射到剂量的一半时，最好暂停片刻，如果没有异常情况，再将所有药物注射完毕。

七、局部血肿

1. 原因　主要是误穿刺动脉后，压迫不及时或不充分；另外，女性月经期及凝血机制障碍者、接受抗凝治疗者也会发生局部血肿。

2. 临床表现　阻滞后即刻或数小时后，颈部出现肿胀，严重者可出现气管受压、呼吸困难。

3. 治疗　阻滞后很快出现者，可迅速局部加压压迫或冷敷压迫，无进一步加重者，可待其自然吸收。阻滞后数小时出现者，应当冷敷，视情况压迫，密切观察，无进一步加重者，72 h 后可热敷以加快吸收。有气管受压或呼吸困难者，需要密切观察，如果呼吸困难进行性加重，必要时切开引流。

4. 预防　严格选择病例和操作规程，不要反复穿刺，对于穿刺困难者，应当放弃穿刺，下次再治疗。阻滞后，要局部充分压迫数分钟，尤其是多次治疗、局部出血或损伤者。

八、局部疼痛与硬结

1. 原因　SGB 的穿刺也可导致局部的组织损伤，尤其是同一部位的反复穿刺，局部组织损伤、出血及药物的反复刺激，会引起局部疼痛和出现硬结。

2. 临床表现　再次穿刺分离组织时，患者吞咽或颈部活动时会出现局部的疼痛，有些患者的颈部可触摸到硬结，尤其是穿刺到动脉、局部出血者，反复穿刺者容易出现。

3. 治疗　出现明显的疼痛或有硬结者，需要暂停一段时间的 SGB，可进行局部的理疗、热敷。需要继续阻滞者，可选用其他入路或胸部硬膜外阻滞。

4. 预防　定位准确，尽力分离软组织及血管，使穿刺针经过的组织最少。

九、脊神经损伤

1. 原因　气管旁 SGB 时，针尖没有触及横突，而是进入上下横突之间，穿刺到脊神经。

2. 临床表现　患者背部有异感，可向上肢或肩背部放射；疼痛可逐渐加重，但大多数患者在 1 ~ 2 周缓解或消失。

3. 治疗　无须特殊治疗，一般待症状自行消失。症状明显者，可局部理疗。

4. 预防　穿刺不要过深，如果针尖碰到脊神经，应当即刻停止进针，并拔针。需要继续阻滞者，应当重新定位或更换部位。

十、其他

1. 心动过缓　SGB 后，支配心脏的交感神经兴奋性降低，迷走神经兴奋性相对增强，因此，心脏的自律性降低，心房、房室结和心室的传导速度减慢，心率降低。右侧 SGB 多明显，因为右侧迷走神经支配窦房结和房室结。对于原有心动过缓的患者，最好不进行 SGB。SGB 后出现心动过缓，一般不会造成明显的危害，有症状者或有明显心动过缓者，需要给予阿托品。

2. 哮喘发作　哮喘患者如果同时阻滞双侧的星状神经节，有时可引起严重的哮喘发作，此类患者禁用双侧阻滞。一旦发生严重的哮喘，应当积极治疗，吸氧、应用支气管扩张剂。

3. 气管及食管损伤　按照操作规程，SGB 很少损伤气管或食管。对于颈部解剖变异者或定位不清者要倍加小心，不要盲目进针。

4. 局部感染　这种情况较少见，主要是消毒不严，局部已有皮肤感染灶。SGB 前，应当做好充分的术前准备。

第七章　星状神经节阻滞治疗的典型病例

一、神经病理性疼痛

1. 首次发病的三叉神经痛

病例 1：张××，女，59 岁。主诉右侧面部疼痛 3 d 就诊。3 d 前右侧面部不明原因出现疼痛，说话及用鼻呼气时，尤其进食咀嚼和用手触摸右侧面部时出现闪电样剧痛，无发热等其他异常。诊断为三叉神经痛（右上颌支），行右侧 SGB，注射 0.25% 布比卡因 6 mL。注射药物后次日疼痛完全消失，随访 9 年无复发。

病例 2：寇××，女，75 岁，医生。主诉左侧面部疼痛 6 d 就诊。6 d 前左侧面部不明原因开始疼痛，说话、咀嚼和用手触摸左侧面部时出现闪电样剧烈疼痛，诊断为三叉神经痛（左上颌支），行左侧 SGB，注射 0.25% 布比卡因 6 mL。注射药物后次日疼痛完全消失，随访 5 年无复发。

2. 手术后疼痛（反射性交感神经痛）

病例：萧××，男，43 岁，商人。主诉右前臂尺桡骨陈旧性骨折、右颧骨陈旧性骨折、异物存留住院。13 年前因炸伤导致右上肢、头面部损伤和右前臂尺桡骨骨折、右颧骨骨折、异物存留。住院检查：心、肺、肝、肾未见异常。手术麻醉经过：气管内插管全麻下行右侧尺桡骨切开复位钢板内固定、右侧面部切开异物取出术，手术麻醉过程顺利。术后静脉自控镇痛（patient–controlled infusion analgesia，PCIA）：芬太尼 10 μg/kg、曲马朵 5 mg/kg、地塞米松 5 mg、恩丹西酮 4 mg，加生理盐水至 100 mL。术后镇痛期间效果不佳，术后第 3 日时右上臂疼痛难忍，加用哌替啶 50 mg/次，3 次/d，疼痛仍然不能缓解，术后第 3~6 日几乎不能睡眠。体格检查：右上臂伤口对合好，无红肿渗出，无压痛。诊断为反射性交感神经痛。用 0.25% 布比卡因 6 mL SGB。单次注射后 5 min 疼痛完全消失，之后疼痛无复发，15 d 痊愈出院。

3. 臂丛神经痛

病例：金××，女，42 岁。主诉右上臂疼痛 3 d 就诊。3 d 前不明原因的右上臂疼痛，服药效果不佳，影响睡眠。经神经内科、脊柱科会诊，颈椎轻度增生，第 3~4 颈椎、第 6~7 颈椎椎间盘膨出。因疼痛难忍，应用 2% 利多卡因 20 mL 行右侧斜角肌间沟神经阻滞，阻滞效果良好（上臂感觉和运动完全消失），但患者仍感觉疼痛难忍。次日应用 0.25% 布比卡因 6 mL 行 SGB，阻滞后 5 min 疼痛完全缓解。阻滞 1 次，完全治愈。

二、自主神经功能紊乱

1. 顽固性便秘

病例 1：李××，女，30 岁。主诉大便困难 3 年就诊。3 年前，原因不明出现排大便困难，开始每日服用果导片，2 片/次，2 次/d，方能排出大便；之后病情逐渐加重，果导片增至 6 片/d，且效果不佳。后服用中药治疗，1 剂/d，连服 300 多剂，开始有效，之后效果不佳。通常在服各种泻药的情况下，每 3 d 排大便一次，曾有两次因 5 d 不能排便到县医院就诊，经灌肠治疗缓解。诊断为顽固性便秘。治疗：

SGB，0.25%布比卡因 6 mL/次，2 次/周，左、右侧交替阻滞，连续 4 周。阻滞开始停用全部泻药。SGB 1 次后，大便隔日 1 次；阻滞 2 次后，大便正常，1 次/d。后为预防复发连续阻滞 4 周，共 8 次，治愈。

病例 2：王××，男，57 岁。主诉大便困难 2 年就诊。2 年前，原因不明出现排大便困难，开始每日服用果导片，2 片/次，1 次/d，方能较顺利排大便；之后病情逐渐加重，果导片增至 4 片/次，2 次/d，同时加用番泻叶等泻药，且效果不佳。通常在服各种泻药的情况下，每日刻意耐心蹲厕所，可排大便一次，以防大便进一步秘结，造成次日排便更困难。诊断为顽固性便秘。行 SGB，用 0.25%布比卡因 6 mL/次，1 次/周，左右侧交替阻滞，连续 8 周。阻滞开始后根据治疗效果，常用泻药逐渐减量。SGB 后，泻药减量，便秘症状减轻。连续阻滞 8 周，共 8 次，治愈。

2. 上、下肢冷感不适

病例 1：刘××，女，17 岁。主诉下肢冷感不适 1 年就诊。1 年前患感冒后出现双下肢冷感不适，服药效果不佳，下肢血流图、皮温监测等均无阳性发现。诊断为自主神经功能紊乱。服用谷维素、各种维生素等药物效果不佳。应用 SGB（左右交替实施），阻滞用药 0.25%布比卡因 6 mL/次，1 次/周，共 40 次治愈。随访 5 年无复发。

病例 2：赵××，女，43 岁。主诉左上肢术后冷感不适 4 个月就诊。4 个月前因左腕部疼痛不适就诊，诊断为左腕关节舟状骨无菌坏死。行舟状骨切除术。手术顺利，恢复良好。术后 2 周因感冒发热输液治疗，在左上臂注射一次后左上臂出现冷感不适，左上臂不能见冷风，即使夏季，夜间左臂也必须盖较厚的被服，白天也得穿长袖衫。经服药、理疗、按摩等多种治疗，均无效。诊断为自主神经功能紊乱。行左侧 SGB，注射 0.25%布比卡因 6 mL/次，1 次/周，共 20 次，治愈。

三、心脏疾病

病例 1：刘××，女，35 岁，医生。因心悸 5 年就诊。5 年来无明显诱因出现心悸，无颈椎病史，无心前区疼痛史。口服降心率的药物有效，但停药后心率又增快。体格检查：血压 110/75 mmHg，心率 100 次/min。辅助检查：心脏彩超未见异常，心电图显示窦性心动过速。诊断：窦性心动过速。治疗经过：以右侧第 6 颈椎横突为标记，行右侧 SGB，注入 1%利多卡因 10 mL，之后出现明显的霍纳综合征。随即心悸症状消失，测心率为 70 次/min，血压为 100/65 mmHg。随访 5 年至今，未出现心动过速。

病例 2：蒋××，女，63 岁，退休纺织工人。自述心脏不适、颈部酸痛 10 年就诊。现病史：患者颈部轻微酸痛，心慌 10 年，近 5 年因心脏不适一直在心内科就诊。心电图、心脏彩超均未发现明显异常。心内科医生告知患者心脏未发现异常，可能是心理原因，患者很是气愤，自认为心理很正常，是心脏有问题，遂到疼痛科就诊。检查：双侧第 3、4、5 颈椎横突有压痛。颈椎核磁共振检查显示第 3~4 颈椎、第 4~5 颈椎椎间盘轻度突出。诊断为颈椎间盘突出症，住院治疗。治疗经过：经颈椎间盘射频臭氧治疗及双侧 SGB，症状明显减轻，10 年的心慌症状消失了，患者非常满意。

四、颈源性头痛

病例：王××，女，48 岁。主诉因右头面部烧灼样疼痛 7 d 就诊。现病史：自述右头面部呈持续性烧灼样疼痛，发作时伴右侧眼球充血流泪，同时伴有口干、右侧鼻塞。疼痛范围为右眶上额面部、右面颊部及耳前。每日上午 11 时以后疼痛加重，夜间疼痛难忍，凌晨 4 时减轻。无高血压、糖尿病史。在神经内科按照"偏头痛"治疗效果不佳。体格检查：面部无扳机点，右侧第 2 颈椎横突压痛（++）。头颅 CT 检查：未见异常。诊断性治疗：右侧第 2 颈神经阻滞后，疼痛明显减轻，同时出现右侧上眼睑下垂、右侧鼻塞的症状。最后诊断为：颈源性头痛、交感型颈椎病。治疗经过：左侧 SGB 和第 2 颈神经阻滞 1 次/周，共 3 次，症状消失。随访 1 年，未出现复发。

五、颈源性头晕

病例：李××，女，57 岁。主诉因头晕 7 年入院。患者 7 年前无明显诱因出现阵发性头晕，体位变动时容易发作，感天旋地转，伴恶心、呕吐，颈枕部及背部酸胀痛。体格检查：左侧第2~6颈椎椎旁压痛，双侧枕部压痛，双上肢感觉与肌力正常，旋颈诱发试验弱阳性。颈椎MRI检查：第3~4颈椎、第4~5颈椎轻度椎间盘突出。诊断：颈源性眩晕。治疗经过：行双侧第6颈椎横突部位SGB，每日阻滞一侧，治疗1周；同时使用非甾体消炎镇痛药。经2周治疗患者头晕明显减轻，满意出院。

六、外周性面瘫

病例：鲍××，女，49岁。主诉因左侧口歪、眼睑不能闭合1周入院。现病史：患者1周前感冒，发热达38.0℃，之后出现左眼睑不能闭合，左侧鼻唇沟变浅，左侧口角歪斜，左口角漏气，程度逐渐加重，不伴恶心、呕吐、头晕、头痛等症状，不伴双下肢无力及大小便功能障碍。未行特殊治疗，为求进一步诊治而入院。疼痛专科情况：神清，左侧额纹消失，左侧眼睑不能完全闭合，左侧鼻唇沟变浅，鼓气漏气，面部皮肤感觉无减退。头颅CT检查：未见明显异常。诊断：面神经麻痹。治疗经过：于左侧第6颈椎横突处行SGB，1次/d，治疗1周。同时使用抗病毒药物配合针灸治疗。2周后面瘫明显减轻，患者满意出院。

七、亨特综合征

病例：郝××，男，69岁。主诉因左面部枕部疼痛伴起水疱20d入院。现病史：患者20d前无明显诱因出现左侧面部、后枕部及耳郭疼痛伴水疱，疼痛剧烈，为持续性针刺样疼痛，疼痛发作时不伴恶心、呕吐等症状，在当地诊断为"带状疱疹"，行抗病毒治疗后水疱结痂并脱落，疼痛未减轻。10d前出现左侧眼睑不能完全闭合，左侧口角漏气，并疼痛加重，为求进一步诊治而入院。体格检查：左侧第2颈神经支配区可见点片状色素沉着，皮肤感觉减退，痛觉异常，左侧额纹消失，眼睑不能完全闭合，鼻唇沟变浅，左口角鼓气时漏气。诊断：亨特综合征。治疗经过：于左侧第6颈椎横突处行SGB，1次/d，治疗1周。同时使用抗病毒药物，配合针灸治疗。2周后疼痛基本消失，面瘫明显减轻，患者满意出院。

八、紧张型头痛

病例：付××，男，67岁。头痛伴头晕4年，加重1年。现病史：患者4年前无明显诱因出现头痛，主要位于双顶部，呈持续性疼痛，偶伴头晕，无旋转感，不伴恶心、呕吐、流泪、流涕等症状，伴睡眠障碍。近1年来疼痛程度较重，以夜间疼痛为重。曾在其他医院住院治疗1个月，疼痛稍缓解，为求进一步诊治而入院。体格检查：双侧鼻窦区无压痛，双侧颈椎旁无压痛，双侧颞部压痛（+）。诊断：慢性紧张型头痛。治疗经过：于双侧第6颈椎横突处行SGB，1次/d，每次阻滞一侧，治疗1周。同时使用非甾体消炎镇痛药。经2周治疗患者头痛明显减轻，满意出院。

第八章　星状神经节阻滞的护理

SGB 的部位解剖结构复杂，周围有重要的血管和神经分布；另外，SGB 在颈部操作，容易引发患者的紧张和恐惧。阻滞过程中操作不慎或因患者不能很好配合，容易出现并发症和不良反应，甚至意外。在治疗前、治疗中和治疗后需要对患者进行常规的心理护理，介绍阻滞的经过、可能出现的情况和感受，阻滞后密切观察和监测，保障患者的安全。

一、阻滞前的护理

阻滞前，首先向患者介绍 SGB 的目的和意义，阻滞方法，阻滞后出现的体征和感受，以及出现这些感受后应当如何对待。做好患者心理的安抚，提高患者的信心，减轻患者的紧张情绪，指导患者如何配合操作，如轻张嘴、稍仰头、操作时不要吞咽等。最好给患者一份 SGB 的简介，使患者能够详细地了解。事先测量患者的血压、脉搏、心率。准备好各种用具。扶患者上床，按照要求摆好体位，做好阻滞前的各项准备工作。

二、阻滞中的护理

阻滞过程中，应严格执行"三查七对"制度，"三查"即操作前、操作中和操作后查对；"七对"即核对患者的床号、姓名、诊断及药物的浓度、剂量、使用时间和方法等。配好需要的药物，准备好各种用具。严格无菌操作，颈部消毒，协助医生调整患者的体位，必要时可协助固定患者的头颈部，提醒患者不要吞咽或活动颈部，避免咳嗽或说话等。主动配合医生完成操作。在阻滞过程中，密切观察患者的反应，发现异常及时与医生联系。如果出现意外，积极配合抢救和各种治疗。

三、阻滞后的护理

阻滞后，协助患者压迫阻滞部位 5~10 min，密切观察有无不良反应和并发症。出现霍纳综合征后，应当再次向患者解释，消除患者的紧张情绪。直至患者一切正常后，护送患者返回病房。

参 考 文 献

［1］柏树令，应大君．系统解剖学．6 版．北京：人民卫生出版社，2004：430-436．

［2］张培林．神经解剖学．北京：人民卫生出版社，1987：147-149．

［3］张朝佑．人体解剖学．2 版．北京：人民卫生出版社，1998：1637-1640．

［4］朱长庚．神经解剖学．北京：人民卫生出版社，2002：930-934．

［5］詹姆斯·L. 希亚特，莱斯利·P. 加特纳．头颈解剖学．高秀来，译．3 版．北京：中信出版社，2004：95-113．

［6］本版编委会．格氏解剖学．杨琳，高英茂，主译．38 版．沈阳：辽宁教育出版社，1999：1301-1303．

［7］张励才．麻醉解剖学．北京：人民卫生出版社，2001：51-60．

［8］张为龙，钟世镇．临床解剖学丛书：头颈部分册．北京：人民卫生出版社，1994：356-389．

［9］彭裕文．局部解剖学．6 版．北京：人民卫生出版社，2006：30-48．

［10］王怀经．局部解剖学．北京：人民卫生出版社，2005：30-48．

［11］HOFFMAN R P, SIKEY C A, TSALIKIAN E. Effect of local sympathetic blockade on forearm blood flow and glucose uptake during hypoglycemia. Metabolism, 1999, 48（12）：1575-1583.

［12］BONICA J J. The management of pain. 3rd ed. London：Lea and Febiger, 1990.

［13］SIME N, SUGIMOTO E. Lumbar sympathetic ganglion block in a patient with painful legs and moving toes syndrome. Anesth Analg, 1998, 86（5）：1056-1057.

［14］刘小立．星状神经节阻滞的方法与用药．实用疼痛学杂志，2008，2：85．

［15］刘小立，牛爱清．星状神经节阻滞．太原：山西科学技术出版社，1994．

［16］张立生，徐红萌．实用疼痛诊疗手册．石家庄：河北科学技术出版社，2003．

［17］张立生，刘小立．现代疼痛学．石家庄：河北科学技术出版社，1999．

［18］LENNARD T A. Pain procedures in clinical practice. 2nd ed. Philadelphia：Hanley and Belfus, Inc., 2000.

［19］山口重树，北岛敏光．星状神経節ブロック．ペインクリニック，2006，27：S519-S528．

［20］中崎和子，盐谷正弘，大濑户清茂．ペインクリニック．神経ブロック法．东京：医学书院，1988．

［21］奥田泰久 ほか．両側星状神経節ブロックの心血動態に及ぼす影響．麻酔，1993，42：1034-1037．

［22］SONG J G, HWANG G S, LEE E H, et al. Effects of bilateral stellate ganglion block on autonomic cardiovascular regulation. Circulation Journal, 2009, 73（10）：1909-1913.

［23］REEDE D L, GARCON E, SMOKER W R, et al. Horner's syndrome：clinical and radiographic evaluation. Neuroimaging Clin N Am, 2008, 18（2）：369-385.

［24］GEORGE A, HAYDAR A A, ADAMS W M. Imaging of Horner's syndrome. Clinical Radiology, 2008, 63（5）：499-505.

［25］TUBBS R S, LOUKAS M, REMY A C, et al. The vertebral nerve revisited. Clinical Anatomy, 2007, 20（6）：644-647.

［26］FEIGL G C, ROSMARIN W, STELAL A, et al. Comparison of different injectate volumes for stellate ganglion block：an anatomic and radiologic study. Reg Anesth Pain Med，2007，32（3）：203-208.

[27] MASLYUKOV P M，SHILKIN V V，TIMMERMANS J P. Immunocytochemical characteristics of neurons in the stellate ganglion of the sympathetic trunk in mice during postnatal ontogenesis. Neuroscience and Behavioral Physiology，2006，36（8）：851-855.

[28] ABDI S，ZHOU Y L，DOSHI R，et al. Stellate ganglion block：emphasis on the new oblique fluoroscopic approach. Techniques in Regional Anesthesia and Pain Management，2005，9：73-80.

[29] 柳顺锁，孟庆云，刘志双，等．前入路双针穿刺法星状神经节阻滞260例．河北医科大学学报．1999，20（5）：288-289.

[30] 王孝文，齐万争．星状神经节的解剖及其生理功能．实用疼痛学杂志，2010，6（6）：450-454.

[31] 王孝文，齐万争．霍纳综合征是星状神经节阻滞成功的标志吗？．实用疼痛学杂志，2011，7（1）：48-51.

[32] 柳顺锁，张雷波，李志华．星状神经节阻滞对兔桡骨骨折愈合的影响．中华麻醉学杂志，2005，25（11）：845-846.

[33] 贾文平，柳顺锁，李成田，等．断指再植术患者连续星状神经节阻滞的效果．中华麻醉学杂志，2006，26（12）：1119-1120.

[34] 张风敏，李志华，郭斌，等．星状神经节阻滞对桡骨骨折患者骨折愈合的影响．实用疼痛学杂志，2008，4（5）：337-340.

[35] 陈永权，胡光祥，付群，等．星状神经节阻滞对自发性高血压大鼠心肌细胞凋亡与Bcl-2，Bax蛋白表达的影响．中南大学学报（医学版），2013，38（9）：896-901.

[36] 陈永权，付群，金孝岠．星状神经节阻滞对自发性高血压大鼠肾脏功能的影响．临床麻醉学杂志，2013，7：686-688.

[37] 何顺厚，王清秀，王炭林，等．星状神经节阻滞对缺氧性肺动脉高压兔的血管内皮一氧化氮合酶及肺动脉压的影响．中华麻醉学杂志，2004，24（3）：190-193.

[38] 毕燕琳，王彬，张高峰，等．连续星状神经节阻滞对高龄患者髋关节置换术中脑氧代谢和术后认知功能障碍的影响．中华临床医师杂志，2013，7（15）：6993-6996.

[39] 刘勇军，徐名开，林毓政，等．星状神经节阻滞对老年胃癌根治术后患者认知功能和脑氧代谢的影响．山东医药，2012，52（27）：55-57.

[40] 陈勇，杜晓红，金夏，等．星状神经节阻滞对老龄大鼠血清S100β蛋白、NSE及术后认知功能的影响．临床麻醉学杂志，2013，29（10）：1020-1023.

[41] 颜国平，杨醒鸿，钟骏亮，等．留置硬膜外麻醉导管行星状神经节阻滞治疗神经内科疾病的安全可靠性临床研究．中国医药指南，2013，11（18）：600-601.

[42] 王颖，张克呈，李耀纬．星状神经节阻滞对心肌梗死兔的心肌保护作用．陕西医学杂志，2008，37（6）：657-659.

[43] 傅志俭．疼痛诊疗技术．北京：人民卫生出版社，2014：111-118.

[44] 石崇俭．疼痛·阻滞与解剖彩色图谱．北京：人民卫生出版社，2006：124-132.

[45] 宋文阁．实用临床疼痛学．郑州：河南科学技术出版社，2008：198-200.

[46] 常玉华，曹国平．超激光照射联合神经阻滞治疗带状疱疹性神经痛．临床麻醉学杂志，2009，25（11）：997.

[47] 张泽云，张谦．星状神经节后路穿刺治疗痤疮的方法．泰山医学院学报，2007，28（5）：349-350.

[48] 李飞，刘庆．星状神经节物理治疗特点及研究现状．人民军医，2014，57（6）：685-686.

[49] 武永生，孟朋民，苏心镜．星状神经节阻滞治疗Hunt综合征的临床疗效观察．中国误诊学杂志，2009，9（33）：8137-8138.